KB181432

바디워크 전문가를 위한 근막해부학

엔들리스 웹

The Endless Web

Fascial Anatomy and Physical Reality

지　음　R. Louis Schultz, PhD
　　　Rosemary Feitis, DO
옮긴이　이정우, 최광석

군자출판사

엔들리스 웹 바디워크 전문가를 위한 근막해부학

The Endless Web   Fascial Anatomy and Physical Reality

첫째판 1쇄 인쇄 | 2015년 10월 20일
첫째판 1쇄 발행 | 2015년 10월 30일
첫째판 2쇄 발행 | 2016년 12월 12일

지 은 이	R. Louis Schultz, PhD and Rosemary Feitis, DO
옮 긴 이	이정우, 최광석
발 행 인	장주연
출 판 기 획	이경헌
편집디자인	신익환
표지디자인	전선아
발 행 처	군자출판사

등록 제 4-139호(1991.6.24)
본사 (10881) **파주출판단지** 경기도 파주시 회동길 338(서패동 474-1)
전화 (031) 943-1888   팩스 (031) 955-9545
홈페이지 | www.koonja.co.kr

Original Edition Copyright © 1996 by R. Louis Schultz, PhD, Rosemary Feitis, DO.
The Endless Web: Fascial Anatomy and Physical Reality / North Atlantic Books

Korean Translation Copyright © 2016 엔들리스 웹: 바디워크 전문가를 위한 근막해부학 / 군자출판사

ISBN 978-89-6278-415-2

정가 22,000원

사랑을 담아 아이다 롤프에게 바칩니다.

당신과의 약속이 이루어졌어요.

션 헬리어Sean Hellier에게도 감사함을 선합니다.

당신의 컴퓨터 작업 덕분에 이 책이 나올 수 있었습니다.

목차
Table of contents

역자 서문
Prologue

모든 생명 경험의 핵심은 움직임이다.[1)]
– 아이다 롤프

바디워크BODYWORK에 대해 위키피디아에서는 다음과 같이 정의한다.

> 66 바디워크란 대체의학의 한 분야이며 수기요법, 호흡기법, 또는 에
> 너지의학 등 인체를 다루는 다양한 치료 테크닉 또는 인간계발 테
> 크닉을 총칭한다. 바디워크 분야의 테크닉은 고객의 자세를 평가
> 하고 개선시키며, 몸마음 연결성에 대한 인지를 높이는 것을 목표
> 로 삼는다. 인체를 둘러싸고 있으며 건강에 영향을 미치는 것으로
> 추정되는 에너지장을 다루는 기법도 바디워크 영역에 포함된다.[2)] 99

이 정의를 분석해 정리 하면 바디워크 영역에는 크게 구조를 변형시키는 기법(수기요법,
호흡기법 등), 기능을 증진시키는 기법(인간계발 테크닉), 그리고 에너지장을 다루는 기법
이 포함된다.

난자와 정자가 만나 수정란이 되고, 이 수정란이 세포분열과 분화를 거쳐 배아(embryo,
수정 8주 이전까지 뱃 속의 아이)가 되고 또 태아(fetus, 수정 8주 이후에서 탄생 전까지 뱃
속의 아이를 지칭)로 발생해가는 과정에서 배엽 분화단계를 거친다. 이때 내배엽에서는 소
화기관과 배설기관에 해당하는 조직, 즉, 간, 폐, 방광, 이자 등의 장부가 만들어지고, 외
배엽에서는 신경조직과 피부조직이 분화되지만, 중배엽에서는 결합조직성분, 즉, 뼈, 지
방, 연골, 근육, 근막, 인대, 건, 피 등이 생성된다. 결합조직은 몸 전체에 널리 퍼져 분포
하는 네트워크 조직 또는 망web 조직이며 이 책의 주인공이기도 하다. 결합조직은 장기, 조
직 사이를 메우고 그것을 기계적으로 지지, 결합하는 조직이기도 하지만 그밖에 혈관, 림
프관, 신경을 인도하며 영양, 대사산물의 수송 또는 저류, 나아가서는 손상, 감염에 대한
방어 또는 수복 등에도 작용하는 다채로운 기능을 하는 조직이기도 하다.[3)]

결합조직connective tissue 중에서도 섬유성 결합조직을 따로 분류해 막fascia이라 부르고, 이
막 중에서도 근육을 중층으로 감싸고 있는 조직을 근막myofascia이라 한다. 막은 편의상 근
막으로 지칭하기도 하지만 이 둘은 그 내포 범위가 조금 다르다. 이 책의 제목인 『엔들리스
웹』 *The Endless Web*"은 한국어로 '끝없이 연결된 망'이며 바로 막을 지칭한다. 책 내용은
전체적으로 근막을 중심으로 전개되지만 좀 더 넓게는 골막, 골간막, 건막, 건, 인대, 장막,
뇌수막 등과 같은 다양한 막까지 다루고 있다. 부제로 붙은 막 해부학과 물리적 실체Fascial
Anatomy and Physical Reality라는 구절은 막이 인체의 물리적 구조를 지탱하는 중요한 요소라는
것을 암시하고 있다.

바디워크 분야에서 이 막이야말로 인체를 지지하는 장부organ of support[4]이며 구조를 결정하는 요소라고 주장한 이가 바로 롤핑의 창시자인 아이다 롤프 박사이다. 관절을 바르게 하고 근육을 풀어주고 장부의 긴장을 빼주는 기법들도 구조적 접근법에 해당된다. 하지만 막에 접근하여 막에 쌓인 고정패턴holding pattern을 풀어주는 것은 구조적 접근법Structural Approaches의 핵심에 위치해 있으며 네트워크 시대의 인체 이해가 가장 잘 반영된 접근법이라고 할 수 있다.

아이다 롤프의 제자이며 독일의 로버트 슐라입Robert Schleip 박사와 함께 막 해부학에서 중요한 족적을 남기고 있는 토마스 마이어스Thomas Myers는 『근막경선론』이라는 책을 통해 조금 더 막을 체계적으로 분류하고 있다. 『엔들리스 웹』은 『근막경선론』 이전에 출간된 책들 중에서 막의 실체와 구조에 대해 가장 깊게 천착해 들어가고 있으며, 바디워크 분야에서 연부조직 수기요법을 하는 사람들에게 필요한 실질적이고 구체적인 정보를 풍부하게 제공하고 있다.

구조적 접근법 반대편에 기능적 접근법Functional Approaches이 있다. 기능이라는 개념을 어떻게 보느냐에 따라 사람마다 다른 정의를 내릴 수 있겠지만, 나는 기능을 '신경계가 통제하는 움직임'으로 정의한다. 신경계 자체는 구조 요소이지만 신경계 안에 기록된 '전기화학적 신호의 총체'가 바로 기능이라는 뜻이다. 소마틱스 분야의 창시자인 토마스 한나는 이렇게 신경계에 기록되어 있으며, '1자에 의해 내적으로 인지된 몸'을 소마soma로 정의한다.[5] 소마가 감각운동기억상실증Sensory-Motor Amnesia에 걸리게 되면 몸 전체의 움직임은 통제 불능 상태에 빠지게 된다. 소마의 문제를 발견하고 해결하는 방법에 대해서는 이미 국내에 번역/출간한 『소마틱스』, 『소마지성을 깨워라』, 『코어인지』, 『15분 소마운동』 등을 참조하면 될 것이다.

위키피디아의 바디워크 정의를 보면 소마틱스는 바디워크 분야의 부분집합이라고 할 수 있다. '몸마음 연결성에 대한 인지를 높이고', '자세를 바르게' 하며, '인간계발'로까지 나아가는 방법을 제시하는 게 바로 소마틱스이기 때문이다.

바디워크는 많은 사람들이 구조적 접근법으로 여기고 있으며 주로 연부조직을 다루는 기법 정도로 협소하게 생각하지만, 위키피디아 정의대로라면 상당히 광범위한 영역이 이에 포함된다. 바디워크 영역 안에 소마틱스가 포함되기는 하지만 이 둘을 따로 분리해 바라보는 것도 도움이 된다. 구조를 다루는 바디워크와 기능을 다루는 소마틱스로 나누어 인체 문제에 접근한 후 이를 통합하는 방식을 쓴다면 전략교정을 하는데 큰 도움이 되기 때문이다.

바디워크를 구조의 몸인 바디(body, 3자가 바라본 몸)를 다루는 영역으로, 소마틱스를 기능의 몸인 소마(soma, 1자가 인지한 몸)를 다루는 영역으로 정의해보자. 이 정의에 따르면 바디의 문제인 고정fixation or holding을 풀고, 소마의 문제인 감각운동기억상실증을 해결해준다면 이 책에서 이야기하는 물리적 실체physical reality를 조금 더 전략적으로 다룰 수 있다. 여기에 에너지장을 다루는 기법이 가미된다면 바디 문제와 소마 문제를 보완할 수 있을 것이다. 21세기에 교정 영역에 종사하는 전문가들은 어떤 식으로든 구조와 기능의 문제를 입체적이고 통합적으로 바라보는 일종의 프레임을 찾는다. 구조와 기능을 통합해 바른 자세를 만들어주는 것이 그들의 일차적인 목표이기 때문이다. 구조 통합과 기능 통합을 통해 자세 통합을 이루고 여기에 감정과 에너지 문제로까지 나아가는 게 21세기 바디워크&소마틱스의 흐름이다.

몸은 물리적인 부분 외에도 감정적, 정신적, 영적인 부분이 복잡하게 얽혀 있다. 따라서 무엇이 감정이고, 정신이며, 영인가 하는 문제와 물리적 신체와 감정, 정신, 영이 어떤 관계를 맺고 있는가에 대한 깊은 탐구도 필요하다. 하지만 물리적인 부분을 변화시키는 것이 몸을 이루는 다른 요소에 영향을 줄 수 있다는 것만은 의심의 여지가 없어 보인다. 따라서 바디와 소마를 다루어 물리적 실체에 변화를 주면 비물리적 요소, 즉 감정, 마음 등에도 충분한 영향을 미치게 될 것이다.

구조의 몸인 바디에 고정을 일으키는 요소는 다양하다. 관절이 잠기거나 아탈구를 일으키는 것, 장부에 기질적 문제가 생기거나 주변 조직과 유착하는 것, 신경이 지나가다 조직 사이에서 포착entrapment 되거나 제대로 신호 전달을 못 해주는 것, 근육에 트리거포인트trigger point나 타우트밴드taut band가 생겨 뻣뻣해지고 단축되는 것, 그리고 몸 전체를 끊임없이 연결해주는 막(근막을 포함)이 주변 조직에 유착되거나 경화되는 것 등이 구조의 고정을 일으키는 요소이다. 그린만Philip E. Greenman은 수기적인 중재manipulative intervention를 통해 다루는 구조적 요인을 정형학적 손상, 아탈구, 관절 잠김, 관절놀이 상실, 관절 기능장애로 분류한다.[6] 여기에 이들 관절 문제와 연계된 관절사이 막, 근막구조, 혈관, 림프, 그리고 신경 요소까지도 구조적 접근법의 대상에 포함한다. 이들은 모두 고정 요소가 될 가능성이 있다.

기능의 몸인 소마에 감각운동기억상실증이 생기는 요소도 다양하다. 토마스 한나의 용어를 사용하면, 음성 스트레스에 의해 빨간등반사가 생기거나, 양성 스트레스에 의해 초록등반사가 생기는 것이 그 예이다. 물리적, 감정적 충격에 의해 트라우마반사가 생기거나, 몸 앞뒤, 좌우에서 생긴 반사적 긴장에 의해 몸이 바이스에 물린 것처럼 전체적으로 뻣뻣해지는 다크바이스Dark Vice가 생겨도 감각운동기억상실증으로 이어진다. 감각운동기억상실증에 빠진 소마는 움직임을 의식적으로 통제하는 능력을 잃어가게 된다.[7]

아이다 롤프는 구조와 기능은 하나의 단위이며 동전의 양면과도 같아서 서로 분리될 수 없다는 말을 했다. 또 기능은 구조에서 드러나며, 구조는 기능을 결정한다는 말도 했다.[8] 그녀의 주장대로 구조와 기능은 서로 밀접하게 연결되어 있다. 이 둘을 연결하는 것은 움직임movement이다.

바디에 고정이 생기면 움직임이 한쪽으로 치우치는 편향lateralization 현상이 생기며, 소마에 감각운동기억상실증이 생기면 움직임을 제대로 통제하지 못하는 무능inefficiency 현상이 생긴다. 움직임의 편향과 무능을 개선시키면 움직임의 효율efficiency이 극적으로 개선된다.

아이다 롤프는 움직임이야말로 모든 생명 경험의 핵심을 이루는 요소라고까지 이야기 한다. 그러니 움직임의 효율이 개선되면 생명력이 다른 차원으로 진화하리라는 것은 두 말 하면 잔소리다. 바디워크 관점의 접근과 소마틱스 관점의 접근을 동시에 활용하는 전략교 정이 필요한 이유가 여기에 있다. 이러한 전략교정을 거치면 틀려졌던 자세가 빠른 속도로 개선되며, 단지 겉보기에 바른 형태가 아닌 동적 평형dynamic equilibrium 상태에서의 바름을 유지해 나가게 된다. 자세교정은 결과가 아니라 끊임없는 과정process일 수밖에 없다.

	바디워크	소마틱스
접근법	구조적 접근법	기능적 접근법
대상	바디(3자가 바라본 몸)	소마(1자가 인지한 몸)
문제	고정	감각운동기억상실증
문제에 따른 속성	움직임의 편향(치우침)	움직임의 무능(통제력 저하)
전략교정	바디의 고정과 소마의 감각운동기억상실증을 제거 또는 감소시켜 움직임의 효율을 극대화시키는 작업. 구조와 기능을 통합시켜 자세의 동적 평형을 만들어나가는 과정	

여기서 말하는 구조적 접근법(특히 수기요법 같은 구조를 바르게 하는 테크닉)의 시작 은 19세기 중후반으로 거슬러 올라간다. 그 이전의 기법들은 현대 과학적 언어로 제대로 기록되지 않은 고전적인 형태의 기법으로 분류한다. 타이마사지, 일본 지압, 중국의 추나 등이 대표적인 예이다. 카이로프랙틱의 팔머(D.D. Palmer, 1845~1913)와 정골의학의 스틸 (A.T.Still, 1828~1917)이 현대적인 의미의 바디워크 영역 효시라면 아이다 롤프(Ida P. Rolf, 1896~1979)는 20세기 중반에 활약한 그 중간 다리에 해당된다.

기능적 접근법(소마틱스를 중심으로)은 19세기 후반에 등장한 알렉산더(F.M. Alexander, 1869~1955)에서부터 시작한다. 요가, 기공, 태극권, 아이키도 등은 고전적인 형태의 소마 틱스로 분류된다. 소마와 소마틱스라는 용어 자체에 지금 통용되는 것과 같은 의미를 부여 한 사람은 아이다 롤프와 동시대를 살았던 펠덴크라이스(Moshe Feldenkrais, 1904~1984)와 토마스 한나(Thomas Hanna, 1928~1990)였다. 알렉산더 이후 이 두 사람에 이르러서야 현대 신경학적 관점이 기능적 접근을 설명하는데 적극적으로 가미되기 시작한다.

바디워크와 소마틱스 영역을 정확히 양분하는 것도 사실 쉽지 않다. 구조적 접근법 안 에 기능적 요소가 들어가 있고, 소마의 문제를 다루면서도 바디의 고정을 빼는 기법들이 하나의 접근법에 혼재되어 있는 경우가 많기 때문이다. 카이로프랙틱, 두개천골요법, 근막 이완요법, 롤핑, 내장기도수치료 등은 그나마 국내에 잘 알려진 구조적 접근법이다. 알렉 산터테크닉, 펠덴크라이스요법, 그리고 소마운동도 이제는 꽤 많은 사람들이 이름 정도 는 들어보았으며 소마틱스 영역, 즉 기능적 접근법에 속한다. 이 외에도 보웬테크닉Bowen Technique, 응용근신경학Applied Kinesiology, 하코미Hakomi, 컨티뉴무브먼트Continuum Movement, 소마경험Somatic Experiencing, 트라거 어프로치Trager Approach, 관념운동학Ideokinesis, 코어인지Core Awareness, 바디마인드센터링Body-Mind Centering, 소마학습Somatic Learning, 헬러워크Hellerwork, 오쏘바이오노미Ortho-Bionomy 등 다양한 기법들이 바디와 소마에 접근해 그 문제를 해결하고 움직임의 효율을 높일 수 있는 방법을 제시한다. [9)]

이 책의 저자인 루이스 슐츠와 로즈마리 페이티스는 아이다 롤프의 제자이자 동료였다. 이들은 아이다 롤프 사후에 구조와 기능을 통합적으로 바라보는 관점에 대해서도 많은 관심을 갖고 연구를 하게 된다.

21세기에 자세교정 분야를 공부하는 사람들 중에서도 균형 잡힌 시선을 갖춘 이들을 찾기가 쉽지 않다. 네트워크 시대가 한창 무르익었는데도 척추만, 장부만, 아니면 근막만 또는 관절가동범위만 개선하면 모든 게 해결된다고 주장하는 이들이 의외로 많다. 통합적 관점을 이야기하는 사람들도 그 세부적인 내용으로 들어가면 매우 추상적이다. 하지만 이 책은 구체적이고 실질적이다. 막을 중심으로 인체 구조를 설명하지만 기능적 관점, 즉 고유수용감각을 살리고 적극적으로 움직임 기법을 첨가해야 한다는 관점이 통합적으로 제시되어 있다. 비록 근막을 분석하는 내용이 대부분의 페이지를 차지하고 있지만 자세히 읽어보면 구조와 기능의 통합에 초점이 맞추어져 있다는 것을 알 수 있을 것이다. 정독하며 여러 번 읽다보면 인체를 바라보는 관점이 확 달라져 있는 자신을 발견하게 될 것이다.

이 책을 번역할 때 사용한 해부학 용어는 개정되기 전 용어이다. 하지만 2009년에 발간된 의학용어집 제5판에 기반을 둔 해부학용어사전을 참조해 중요한 용어는 책 뒤쪽에 영어, 구용어, 신용어 순서로 첨부하였다. 참조하기 바란다.

『엔들리스 웹』이 바디워크와 소마틱스 분야, 다양한 움직임 교육 또는 의료 분야에 종사하는 전문가들의 실력 향상에 큰 도움이 될 수 있기를 기원한다.

참조문헌

1) Ida P. Rolf, *"Rolfing"*, Healing Arts Press, 1989, p. 15(The key to all life experience is movement.)

2) https://en.wikipedia.org/wiki/Bodywork_(alternative_medicine) (In alternative medicine, bodywork is any therapeutic or personal development technique that involves working with the human body in a form involving manipulative therapy, breath work, or energy medicine. Bodywork techniques also aim to assess or improve posture, promote awareness of the "bodymind connection" rather than the "mind−body connection", or to manipulate a putative "energy field" surrounding the human body and affecting health.)

3) 지제근, 『지제근 의학용어사전』 2nd edition, 아카데미아, 2014, p. 349

4) Ida P. Rolf, *"Rolfing"*, Healing Arts Press, 1989, p. 37 (Fascia – Organ of Support)

5) Thomas Hanna, [What is Somatics?], Somatics: Magazine-Journal of Bodily Art and Science, vol. V, no. 4, p. 5 (Somatics is the field which studies the soma: namely, the body as perceived from within by first-person perception.)

6) Philip E. Greenman, *"Principles of Manual Medicine"* 3rd edition, p. 10 (It has been called the "osteopathic lesion", "chiropractic subluxation", "joint blockage", "loss of joint play", "joint dysfunction", and other names.)

7) 토마스 한나 저, 『소마틱스』, 최광석 옮김, 행복에너지, 2012

8) Ida P. Rolf, *"Rolfing"*, Healing Arts Press, 1989, p. 16, p. 46 (Form and function are a unity, two sides of one coin. Function reveals structure, structure determines function.)

9) https://en.wikipedia.org/wiki/Somatics

서론
Introduction

전통적인 해부학은 근육-뼈 개념을 중심으로 인체의 움직임을 설명하며 기계적 역학이 밑바탕에 깔려있다. 기계론적인 모델에서는 움직임을 개별적인 동작으로 분해하기 때문에 살아있는 몸에서 보이는 끊임없이 통합된 움직임을 제대로 설명하지 못한다. 몸은 한 부위가 움직이면 다른 부위가 전체적으로 반응한다. 기능적으로 이러한 반응을 매개하는 조직이 바로 결합조직이다. 결합조직이야말로 이 책에서 제시하는 핵심적인 개념이다. 움직임을 평가하는 데 있어 막/결합조직에 대한 이해가 가미되면 몸이라는 물리적 실체physical reality에 대해 좀 더 정확한 그림을 그릴 수 있다.

우리는 결합조직이라는 개념을 통해 롤핑이 성공적인 결과를 낳는 이유를 설명하고자 한다. 결합조직 개념은 아이다 롤프 박사의 독창적이고 독특한 관점이다. 1930년대 후반부터 롤프 박사는 롤핑 기법을 개발해 발전시켜 왔다. 이때부터 1950년대까지 연부조직 기법이 변화를 이끌 수 없다는 세간의 반박을 받았다. 당시에는 근막 그 자체만으로는 구조가 결정될 수 없으며 정골의학이나 카이로프랙틱처럼 관절을 교정하는 기법만이 구조를 효과적으로 바르게 하는 방법이라고 생각했다. 하지만 요즘은 다양한 종류의 바디워크 기법이 그 안에 연부조직 테크닉을 포함시키고 있다.

결합조직 개념은 롤프 박사가 확립한 두 가지 바디워크 개념 중 하나이다. 그녀가 제시한 또 다른 개념은 바로 물리적인 몸에 작용하는 중력이다. 여기서 말하는 중력은 몸을 관통해 지나가는 스트레스 라인stress lines이며 물리적인 구조에 영향을 준다. 구조를 바르게 하는 것도 중력이고 그 구조를 무너뜨리는 것도 중력이다. 중력은 결합조직을 관통해 지나가며 영향을 준다. 결합조직과 중력은 롤핑의 중심 개념이다. 우리는 이 책을 통해 결합조직에 대한 이해를 더욱 심화시킬 수 있도록 노력했다.

롤핑을 하는 중에 몸에서 다양한 변화가 일어나는데 기존의 인체 논리로는 설명하기 어려운 측면이 있었다. 또 우리가 하는 작업에서 자주 보이는 변화를 전통 해부학에서 결합조직을 바라보는 방식으로는 생생한 그림을 그리기 어려웠다. 구조의 변화는 나이에 상관없이 광범위하게 일어났으며 우리는 그러한 변화를 이끄는 게 무엇인지 궁금해지기 시작했다.

롤핑을 받은 사람 몸에서 일어나는 현상을 기존 해부학에서 제시하는 인체 논리로는 모두 설명할 수 없어서 궁금증이 더욱 커졌다. 우리가 관찰한 인체는 똑같은 요소로 구성되어 있는데도 겉보기엔 매우 다른 외형을 하고 있었다. 그래서 우리는 발생학 과정에서 중배엽으로부터 분화해 가는 결합조직의 속성이 이렇게 다양한 체형을 결정한다는 가설을 세우기에 이르렀다. 우리가 제시하는 생각과 개념은 두 사람 합쳐서 약 45년 동안 롤퍼로 활동해온 경험을 통해 구체화된 내용이다.

사람들은 자신의 몸을 부분적으로 인정하기도 하고 또 인정하지 않기도 한다. 하지만 전체적으로 나쁘거나 전체적으로 좋다는 식으로는 잘 표현하지 않는다. "배가 나왔어요." "항상 안짱다리가 되는 것 같아요." "왼발이 오른발보다 더 큰 것 같아요." 이렇게 부분적인 표현이 대부분이다. 기분이 좋은 경우에도, 머리 모양이 맘에 든다거나 어깨가 멋지다는 식으로 표현하지 몸 전체의 느낌은 잘 표현하지 않는다. "구두 신은 모습이 보기 좋다"는 말은 여자들이, "재킷이 내 어깨에 딱 맞다."는 표현은 남자들이 좋아한다.

이러한 표현은 자기가 자기를 바라보는 관점을 반영할 뿐만 아니라 남들이 자기를 바라보며 하는 평가를 반영하기도 한다. "나는 다리가 멋진 남자에요." "나는 어깨가 넓은 남자가 좋아요." 많은 사람들이 이렇게 자신의 몸 중에서 특정 부위가 매력적이라는 표현을 자주 한다. 우리가 속한 문화에서는 몸이 뚱뚱한 사람은 비즈니스, 경제, 사회, 그리고 성적 매력이 떨어진다는 관념이 암묵적으로 통용되는 것처럼 보인다. 또 남자들은 걷고, 달리고, 운동을 할 때 엉덩이를 많이 움직이는 것을 두려워하는 것 같다. 엉덩이를 많이 움직이는 남자에 대해서는 세상 전체가 성적 취향을 의심하게 될지도 모른다. 또 넓은 어깨를 가진 여성은 공격적이고 남성적인 사람으로 간주되기도 한다.

인간이 자신의 몸 내부를 인지하는 것은 대부분 부분적이고 단편적이다. 또 그렇게 인지한 내용도 많은 경우 부정적이다. "배가 부글거려요." "무릎이 아파요." "목이 뻣뻣합니다." "코가 막혔어요." 이런 부정적 표현이 대표적이다. 오랫동안 지녀온 청교도적인 사고가 자기 자신에 대해 전체적으로 표현하는 것을 막고 있는 것인지도 모른다. 우리는 자신에 대한 자부심을 표출하는 것도 자만으로 여기고 좋지 않은 태도로 간주하는 사회에 살고 있다. 자신과 자신의 몸을 긍정적으로 바라보는 사람도 내부를 인지하다보면 많은 경우 죄책감을 느끼다 끝나는 경우가 많다.

물리적인 몸에 대해 자부심을 높이려는 목적으로 무언가를 할 때에도 한 번에 한 부위에 초점이 집중되는 게 일반적인 경향이다. 남자들은 보통 어깨를 넓히려고 푸시업이나 웨이트 리프트 운동을 하며, 여자들은 허벅지와 엉덩이를 날씬하게 하려고 레그 리프트 동작을 한다. 하지만 엉덩이와 어깨는 모두 몸이라는 전체 구조와 연계된 일부분일 뿐이다. 부분 구조는 전체 구조의 반영일 뿐만 아니라 모든 부분은 서로 상호작용을 한다.

사고를 당한 경우를 생각해보면 이러한 부분과 전체의 연결성에 대해 잘 이해할 수 있다. 예를 들어 발가락을 찧게 되면 그때의 아픔은 몸 전체를 타고 올라가 머리까지 전해지기도 한다. 어떤 사람은 이렇게 전해지는 느낌을 잘 느끼기도 하고 또 못 느끼기도 한다. 한쪽 발가락에 심한 통증이 있는 경우에 그 발로 바닥을 디디고 똑바로 서는 것은 쉽지 않다. 이때 사람들은 보통 통증이 있는 발에 몸무게가 가해지지 않도록 자동적으로 반대발로 무게이동을 한다. 이 상태로 걷게 되면 상처 난 발에는 무게가 덜 가해지고, 통증이 없는 발에는 더 많은 무게가 가해진다. 이러한 무게이동을 자신이 인지하지 못한다 해도 마찬가지 현상이 무의식적으로 일어난다. 또 발가락 통증이 모두 사라진 후에도 한쪽으로 쏠렸던 몸무게는 그대로 몸에 각인이 되며 통증이 있었던 발은 통증 원인을 피하기 위해 자동적으로 수축하게 된다. 이런 현상은 발가락이 부러진 경우에 확연히 드러난다. 부러진 발가락의 통증은 오래 지속되기 때문이다. 이에 따른 보상(단축과 변위) 패턴도 구조에 지속적으로 영향을 준다.

팔과 다리가 부러진 경우에는 훨씬 가시적인 결과가 드러난다. 보조기를 모두 제거한 다음에도 몸무게를 지탱하는 방식과 보조기를 착용했을 때의 느낌 그리고 부러진 팔과 다리가 다시 충격을 받을까봐 두려워했던 습관은 몸에 그대로 남는다. 부러진 팔을 하고 있을 때 팔을 구부리고 다녔던 사람은 슬링과 보조기가 제거된 후에도 그 팔을 구부린 채 다니는 경우가 많다.

몸은 타격을 받으면 반응한다. 사고가 일어나면 인체는 마치 기억소자를 지닌 계산기처럼 그때의 반응을 그대로 기록하는 경향이 있다. 인체는 살아있는 조직으로 구성되어 있다. 이 조직에 고정패턴이 발생하여 기록되면 살아가면서 끊임없이 그 기록이 되풀이되어 드러난다. 오케스트라를 예로 들어보자. 오케스트라 각각의 파트는 서로 밀접하게 연계되어 있고, 단원들은 수년 동안 함께 연주를 해 와서 한 사람이 키와 템포를 놓치면 다른 단원들이 이를 보완하며 거기에 맞춘다.

인체는 보상을 통해 생명을 지탱한다. 만일 내 다리가 완전히 부러지거나 목이 편타성 손상을 당하게 되면 침대에 누워 지내며 꼼짝달싹도 못하게 될 것이다. 이 상황에서도 몸은 최대한 균형을 유지하려고 할 것이다. 몸은 안 좋은 순간에도 최대한의 생명 지지력을 발휘한다. 문제는 사고에서 회복된 이후에 몸에서 일어나는 보상 때문에 발생한다. 태어날 때 아이가 받는 트라우마는 몸의 구조에 영향을 미치는 가장 보편적인 예이다.

롤핑 전문가로 고객의 몸을 교정할 때 겪게 되는 흥미로운 일은 몸이 지닌 이런 기록 매커니즘을 깨닫게 되었을 때이다. 오래 전에 입은 상처가 몸의 어디에 어떻게 기록되는 걸까? 과학자들과 의료 전문가들이 무시해왔던 인체 시스템인 결합조직을 살펴보라는 것이 바로 아이다 롤프의 대답이었다. 오케스트라에 비유하면 결합조직은 음표가 기록된 악보이며, 뼈, 근육, 그리고 장부 시스템은 악기이다. 다시 말해 결합조직은 몸에 가해진 손상과 보상을 기록하는 정보은행이라고 할 수 있다.

망사 커튼이나 해먹을 머릿속에 떠올려 보라. 그물망처럼 된 커튼이나 해먹 일부가 당겨지면 전체 구조가 영향을 받아 뒤틀린다. 인체의 결합조직은 고도로 구조화된 방향성 조직이며 정보를 기록하고 유지하는 시스템이다. 이 책은 결합조직의 기원, 기능, 그리고 형태를 추적해 들어가며 어떻게 이 조직이 인체라는 살아있는 유기체에서 전체적으로 정보은행 역할을 하는지 보여준다. 결합조직은 움직임 시스템을 통합하는 역할도 한다. 따라서 결합조직 망의 일부가 두꺼워지거나 고정되면 움직임에도 부하가 발생하게 된다. 예를 들어 몸의 일부가 상처를 입어 이를 보호하려는 보상 작용이 발생하면 결합조직 망 일부에 고정패턴이 생기고 결국엔 몸 전체의 유동성fluidity이 감소하는 결과로 이어진다.

밀림 속을 어슬렁거리며 걷는 호랑이를 생각해보면 몸의 유동성에 대해 잘 이해하게 될 것이다. 호랑이는 아무런 소리도 내지 않고 나뭇잎과 잔가지를 가로지르고 덤불숲을 지나간다. 이때의 호랑이 무릎은 어깨와 아무런 제한도 없이 연결되어 있으며 몸 전체가 스프링처럼 움직인다. 우리는 인간이 건강한 몸을 지닌 채 자신이 속한 나무, 강철, 콘크리트의 숲, 또는 인간성humanity이라는 숲을 호랑이처럼 당당하게 지나갈 수 있기를 희망한다.

PART 1

초기 발달 과정과
탄생 전후 이야기

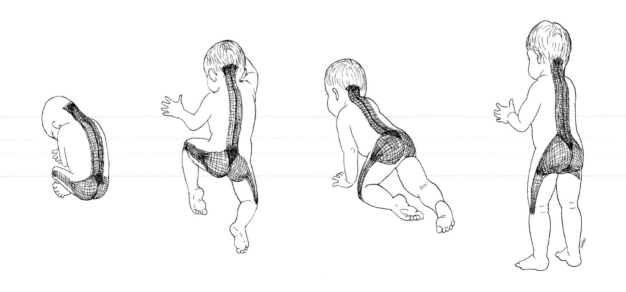

CHAPTER 1
발생학과 결합조직 개론

발생학을 알아야 인체 구조가 어떻게 형성됐는지 이해할 수 있다. 인간의 몸이 형성된 과정을 이해하려면 발생학에 대한 기본 지식이 있어야 한다는 뜻이다. 인간에게 있어 발생 과정은 어머니 뱃속에서 세상에 나오는 순간 완료되는 게 아니다. '발생'은 살아가는 동안 계속해서 반복되는 과정이기 때문이다. 어떤 면에서 인간은 '어머니 뱃속의 아이'와 같은 상황을 살아가는 내내 경험한다. 나이가 들어간다는 것도 일종의 발생학적 과정이며, 죽음 또한 정상적인 발달 과정의 일부이다. 어머니 뱃속에 있는 태아의 조직도 수정 후 몇 개월이 지나지 않아 성장과 소멸 과정을 거친다. 인체 조직은 끊임없이 탄생과 죽음을 반복한다.

발생학자들은 임신 초기 3개월 동안의 태아를 '배아'라 부르며, 3개월 이후 나머지 기간을 '태아 발달기'라 한다. 우리는 '발생학'이라는 용어를 조금 더 넓은 의미로 사용할 예정이다. 뼈와 연부조직을 비롯한 모든 조직은 발생학적 과정을 거쳐 발달하고 분화된다. 일반적으로 발생이 진행되는 기간은 인체의 기관이 형성되기 이전의 '가능성'이 내포된 단계이다. 그렇기 때문에 아직 분화되지 않은 세포는 간, 뼈, 그리고 피부 등 어느 기관으로도 바뀔 수 있다. 여기서 '가능성'이란 새로운 그 무엇으로 변화하고 발전할 수 있는 잠재 상태를 일컫는데, 인체는 언제나 이 '가능성'을 품고 있다.

인간은 살아가면서 다양한 형태의 환경 변화를 겪는다. 아이의 탄생도 이러한 변화 과정 중 한 부분이다. 인체의 특정 기관 내에서 그 기관을 구성하는 세포들은 모두 살아가다 죽으며 재생되는 일련의 과정을 겪는다. 뇌를 제외한 모든 부위에서 이와 같은 일들이 일어난다. 사실 뇌에서도 같은 일이 발생하고 있을지 모른다. 인체의 세포는 평균 7년 정도의 생애 주기를 갖는다. 따라서 7년이 지나면 하나의 장부를 구성하는 모든 세포들이 재배치된다. 이론적으로만

보면 평균 7년 안에 죽었던 모든 세포가 다시 살아난다고 할 수 있다. 죽었던 세포가 시간이 지나 재생되는 것처럼 인체에서 변화는 새로운 가능성을 향해 내딛는 발걸음이다. 우리가 '발생학적 해부학'이라는 용어를 쓰는 이유가 바로 이 때문이다.

가해지는 스트레스 정도에 따라 뼈의 형태 또한 꾸준히 변한다. 치아교정기를 하게 되면 치아에 일정한 압력이 계속 가해지며 그 결과 턱뼈에 변형이 일어나는 것을 보면 이를 알 수 있다. 교정기를 오래 착용하면 위턱과 아래턱의 외형도 변한다. 현재 치아교정기 치료는 모든 연령대에 적용되고 있다. 뼈 말단에 가해지는 압력 증가에 따른 뼈의 전체적인 변화에 대한 연구 결과가 있다. 뼈가 튀어나온 부위에는 건이 가서 달라붙는데, 근육과 건을 통해 지속적인 긴장이 가해지면 해당 부위의 성장 속도가 빨라진다고 한다. 긴장이 다른 부위에 가해진다면 그 부위의 뼈도 자극을 받은 만큼 변형이 일어나게 된다. 결과적으로 뼈의 한 부위에 힘이 가해져 그 부위의 성장이 촉진되면 다른 부위에 위치한 뼈가 흡수되고, 흡수된 양 만큼의 뼈 구성 물질이 해당 부위에서 부족해지는 현상이 발행한다. 인체의 뼈 총량은 어느 정도 일정 수준을 유지하는데, 오랜 시간에 걸쳐 가해지는 스트레스 변화에 따라 골격계는 이리저리 적응하며 형태가 바뀌게 된다. 예를 들어 구부정한 자세를 계속 취하고 있으면 그 자세에 맞게 체형이 변할 수 있다. 스트레스가 장기적으로 가해지면 뼈의 형태가 변하며 약간 구부러지기도 한다. 이런 변화가 비록 미세할지라도 오랜 시간 진행되다 보면 눈에 띄게 큰 변화로 이어질 수 있다. 나이가 들면서 점점 몸이 구부정해지는 사람들을 주변에서 자주 보게 되는 것이 이 때문이다. 노인들의 구부정한 체형은 한 달 또는 반년 정도의 짧은 기간에 만들어진 게 아니다. 몇 십 년 동안의 스트레스가 뼈에 누적되어 골변성을 거친 후 겉으로 드러난 결과이다.

결합조직은 말 그대로 조직들을 결합시키고 지지하는 역할을 한다. 결합조직의 역할 때문에 인체 구조가 형성된다. 결합조직이 인체 구조를 결정한다는 생각은 매우 새로운 개념이다. 많은 이들이 '구조'라는 단어를 들으면 근육과 뼈를 떠올린다. 하지만 실제 구조란 근육과 뼈 같은 조직들이 결합되어 조직화된 결과물이다. 인체를 움직임 관점에서 바라보면 결합조직이야말로 '조직화'를 이루는 중요한 요소이다. 근육조직은 근막 안에 담겨있다. 따라서 움직임이란 결합조직(근막) 안에 담긴 근육조직의 활동으로 정의할 수 있다 **그림 1-1**. 넓게 보면 구조란 결합조직이라는 환경 안에서 특정한 형태로 움직이는 근육의 활동 결과물이다. 결합조직이야말로 인체의 외형, 즉 구조를 결정하는 요소이다. 그렇기 때문에 아이다 롤프Ida P. Rolf는 결합조직(근막)을 '구조와 움직임의 기관'으로 명명했다.

결합조직은 장부와 신경, 혈관계를 지지해주며 몸 전체를 촘촘히 감싸고 연결해주기 때문에 몸무게에서 차지하는 비율이 높다. 완전히 불규칙적인 패턴을 형성하고 있지만 특정 구조를 이루고 있는 거미줄과 결합조직을 비교해보면 이해하기 쉽다. 결합조직 또한 불규칙적이지만 전체적으로는 특정 구조를 이루고 있기 때문이다. 거미줄의 지지력이 줄의 상태와 그 줄들을 연결해서 만든 그물망 형태에 따라 결정되듯 근막 또한 인체 내부와 외부에서 가해진 힘에 따라 지지력과 적응력이 달라진다. 인체에 가해지는 힘은 대부분 외부에서 오지만 내부, 즉 인체 조직들 간의 '상호연결성'에 따라 달라지기도 한다. 상호연결성은 움직임이 풍부한 몸에서는 지속적으로 유지되지만, 움직임이 떨어지면 제한을 받는다. 예를 들어 사람들은 걸을 때 대부분 등과 허리의 특정 부분만을 움직인다. 거미줄처럼 연결된 등과 허리의 결합조직 중 일부분에서만 움직임이 일어나면 시간이 지남에 따라 조직 탄성이 떨어지고 적응력도 감소하게 된다. 그로 인해 움직임이 떨어진 상태가 오래 지속되면 등과 허리의 결합조직이 두껍고 딱딱하게 변해간다.

어머니 뱃속에서 자라는 태아 신체의 특정 부위에 압력, 긴장, 또는 마찰이 계속 가해지면 결합조직 세포에서 분비된 섬유가 자극받은 부위에 쌓인다는 연구 결과가 있다. 이때 분비된 섬유는 일반적으로 긴장 또는 마찰에 의해 발생하는 인력(당기는 힘) 방향을 따라 배열된다. 그렇게 되면 자극받기 전에는 그물망과 같은 탄성을 지녔던 조직의 두께가 커진다. 날아가던 파리가 거미줄에 잡힌 후 꿈틀대면 그 부위의 거미줄이 뭉치며 딱딱해지는 것을 상상해보라. 파리가 꿈틀대며 몸부림치면 칠수록 잡힌 부위로 인력이 가중된다. 마찬가지로 근막망myofascial web에 문제가 생기면 그 부위로 결합조직 섬유가 밀집되며 두꺼워진다.

인체의 모든 요소는 결합조직에 의해 지지를 받는다는 말을 계속 하고 있다. 결합조직엔 모세혈관이 풍부하게 분포되어 있다. 이 결합조직의 특정 부위가 압박을 받게 되면 필연적으로 모세혈관 압박이 발생하고 혈액 공급이 지연될 수밖에 없다. 결과적으로 세포 사이 물질의 물리적 상태에도 영향이 가며 태아 발달의 특정 단계에도 악영향이 미친다.

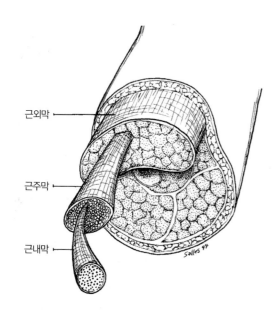

근외막

근주막

근내막

그림 1-1 팔을 세로로 자른 그림. 결합조직의 막 안에 근섬유가 담긴 모습이 보인다.

자극에 따라 반응을 보인다는 관점에서 보면 결합조직은 살아있다고 볼 수 있다. 확실히 결합조직은 특정한 물리 법칙을 따른다. 하지만 인체에서 작용하는 화학 법칙과 달리 결합조직에서 보이는 물리 법칙은 훨씬 더 가시적이다. 주어진 환경이 바뀌면 거기에 따른 특정 반응 또한 눈에 띄게 변한다는 뜻이다.

섬유아세포는 섬유를 생산하고 분비한다. 이 섬유아세포에 압력 자극이 가해지면 섬유 분비 속도가 증가한다. 출산 전에 건과 인대 같은 조직들은 정상적으로 성장하며 자신만의 형태를 갖추어야 한다. 하지만 태아 상태에서 자극받은 부위의 섬유가 두껍게 변하는 것은 정상적인 발달로 보기 어렵다.

태아가 성장함에 따라 뼈도 점차 커진다. 뼈는 자라는 과정에서 양쪽 끝점으로 미는 힘을 가한다. 뼈와 뼈 사이에는 인대와 건 같은 결합조직이 자라는데 뼈가 성장함에 따라 발생하는 미는 힘에 의해 방향압력directional pressure이 발생한다 그림 1-2. 방향압력 또는 방향인력이 적절히 가해져야 인대, 건, 근육이 정상적인 구조를 이루며 그 배열 방향이 결정된다. 임신 첫 몇 달 동안에 근육, 건, 그리고 인대의 패턴이 결정된다. 그런데 이 시기에 잘못된 방향압력이 가해지면 결합조직의 형태에도 악영향이 미칠 수 있다. 아이가 어머니 뱃속에서 나올 시기가 되면 몸의 구조는 정교한 형태를 갖추며 점차 커진다.

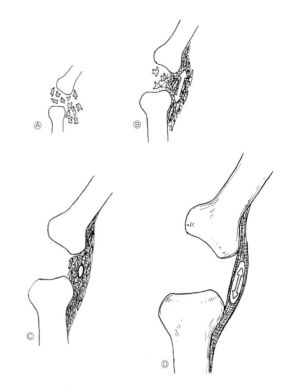

그림 1-2 임신 초기부터 탄생 전까지 건의 정상적인 발달 과정을 보여주는 그림. 이 과정은 살아가는 내내 지속된다.

Ⓐ 임신 초기 새롭게 분화된 뼈 주변에 형성된 분화되지 않은 결합조직.

Ⓑ 뼈가 성장함에 따라 결합조직 섬유에 '방향인력'이 가해진다.

Ⓒ 건의 형태가 보이기 시작한다. 건 섬유 안에 근육조직이 생기는 것을 확인하라.

Ⓓ 두 개의 뼈를 연결해주는 결합조직의 긴장선을 따라 건과 근육이 제 모양을 갖췄다.

CHAPTER 2
발생학적 발달 초기 단계

난자와 정자가 만나 이루어진 수정란이 배엽으로 변해가는 것은 태아 발생 과정에서 하나의 커다란 도약이다. 배엽이야말로 태아의 형상을 판별할 수 있는 첫 번째 지표이기 때문이다. 배엽은 다음 세 가지로 나뉜다.

- 외배엽ectoderm: 뇌, 신경계, 그리고 외피(피부)로 분화.
- 내배엽endoderm: 소화계와 소화 물질을 분비시키는 샘으로 분화.
- 중배엽mesoderm: 근육, 뼈, 혈액, 그리고 비뇨생식계와 결합 조직으로 분화.

임신이 된 후 2주 정도가 지나면 수정란은 하나의 원판disk으로 변한다. 이 원판을 둘러싸고 강cavity이 형성되며, 강 안에는 액체가 가득 채워진다. 세포 증식을 통해 성장한 태아는 임신 초 2주 전후로 배엽을 형성하는데, 가장 위층을 외배엽이라 하고 가장 아래층을 내배엽이라 한다. 대략 임신 초기 3주를 기점으로 원판의 한 부위 세포가 다른 부위보다 빠르게 성장하는데 이 과정에서 태아 성장 방향이 결정된다 그림 2-1.

임신 후 3주가 되었을 때 배아는 볼펜 끝 정도 크기이다. 이때 세포증식이 가장 활발하게 일어나는 부위는 배아 전체 면적의 약 1/4을 차지한다. 이 부위가 한 줄로 밀집되어 원시선primitive streak이라는 구조를 이룬다. 원시선은 배아의 꼬리 부위에 해당되며 나중에 항문으로 변한다. 원시선이 형성된 후에야 중배엽이 발생한다. 이제 배아 발달은 기존 세포들의 증식을 통한 발달과 원시선에서 분화된 새로운 세포의 발달, 이렇게 두 가지 방향에서 이루어진다.

그림 2-1
임신 3주 초기 배아의 삼차원적인 발달 모습. 외배엽과 내배엽의 초기 분화 모습과 배아 발달의 방향을 보여준다. 나중에 척추로 발전하는 척삭의 모습도 확인할 수 있다.

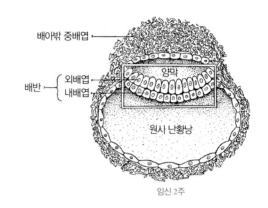
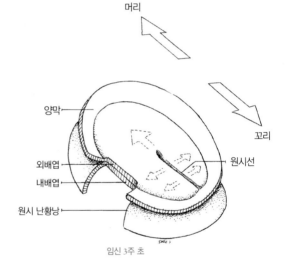
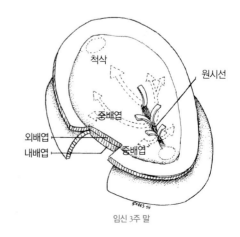

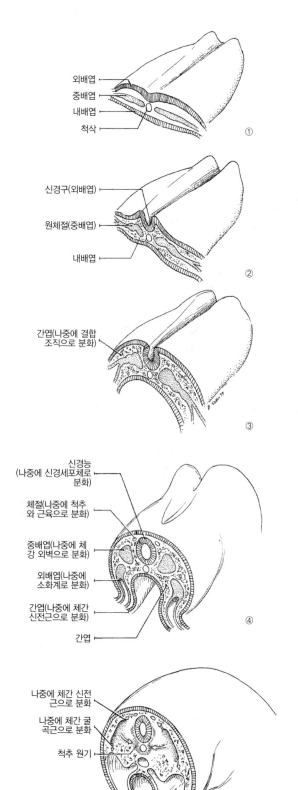

외배엽
중배엽
내배엽
척삭
①

신경구(외배엽)
원체절(중배엽)
내배엽
②

간엽(나중에 결합
조직으로 분화)
③

신경능
(나중에 신경세포체로
분화)
체절(나중에 척추
와 근육으로 분화)
중배엽(나중에 체
강 외벽으로 분화)
외배엽(나중에
소화계로 분화)
간엽(나중에 체간
신전근으로 분화)
간엽
④

나중에 체간 신전
근으로 분화
나중에 체간 굴
곡근으로 분화
척추 원기
⑤

이 단계에서 배아는 원형에 가까운 모습을 보이다 자라면서 점차 길어지며, 위쪽과 아래쪽에 외배엽과 내배엽을 갖추고, 꼬리쪽에서는 원시선을 형성한다. 이제 배아의 머리가 드러나며 왼쪽과 오른쪽이 어디인지도 확인할 수 있다. 원시선에서부터 세포증식이 일어남에 따라 점차 원판의 크기가 커지고 길이도 늘어나며 몸의 다른 부위를 형성해 나간다.

사람들은 배아의 모든 부위가 한꺼번에 형성된 후 자라면서 점차 복잡한 형태를 갖추는 것이 논리적인 발달 과정이라 여긴다. 원시선에서부터 꼬리, 골반, 가슴, 목을 지나 머리로 성장이 이루어질 거라고 예상한다. 하지만 전혀 그렇지 않다. 발달 과정에서 일어나는 일은 일반적인 예측을 넘어선다.

사실 원시선은 분화되지 않은 원시 상태 그대로 남고 새로운 세포가 원시선에서부터 파생되어 나온 후 머리에서부터 위에서 아래로 몸의 다른 구조를 형성한다. 머리가 원시선에서부터 점차 멀어지는 동안 이 둘 사이에 있는 나머지 구조물들이 자라게 된다.

세포증식은 원시선뿐만 아니라 배아 발달과정 전체를 통해 계속 일어난다. 물론 인체의 가장 큰 발달은 원시선 부위에서 일어난다. 배아는 자라면서 길이도 늘어나고 좌우 폭도 넓어지며 내부 공간도 커진다. 초기 원판 모양에서 둥근 형태를 지나 점차 인간 모양으로 변해간다. 둥그런 원판은 좌우로 당기면 늘어나는 고무인형과 닮았다. 이 고무인형에 당기는 힘이 증가하면 양 끝부분은 안쪽으로 말리며 점점 닫힌 튜브 모양으로 변한다 **그림 2-2, 2-3** . 원판 위쪽, 즉 튜브 바깥쪽은 외배엽이 되고, 원판 아래쪽, 즉 튜브 안쪽은 내배엽이 된다. 중배엽은 외배엽과 내배엽 사이 공간을 채운다.

그림 2-2
임신 3주에서 4주 초 사이의 배아 발달 과정을 보여주는 그림. 인체 구조가 형성되어가는 과정을 확인할 수 있다.

원시선이야말로 원시 배아에서 분화된 최초의 '구조'라고 할 수 있다. 원시선은 나중에 항문으로 변하기 때문에 인체에서 가장 '오래된' 구조라고 할 수 있다. 항문 다음으로 오래된 구조는 소화계의 시작점인 입이다. 입의 뒤쪽이 식도보다 오래된 부위이며, 위는 소장보다 오래되었다. 이런 순서로 내려가면 항문 바로 앞에 위치한 S결장은 인체에서 '가장 젊은' 부위가 된다.

막 태어난 아이의 몸에서 가장 분화가 많이 된 부위는 머리이고, 가장 분화가 덜 되고 성숙하지 못한 부위는 골반이다. 세포가 한 부위에서 분열을 충분히 이루어 복잡한 형태를 갖게 되면서부터 분화가 시

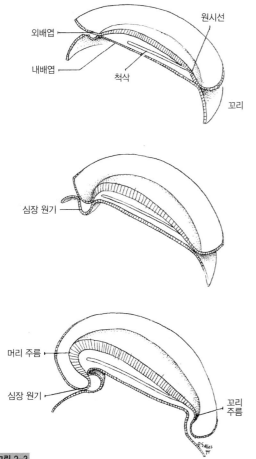

외배엽

내배엽

원시선

척삭

꼬리

심장 원기

머리 주름

심장 원기

꼬리
주름

그림 2-3
임신 3주 배엽 분화 시상 단면도. **그림 2-2** 는 같은 구조의 관상 단면도이다.

작된다. 초기에 국소적인 구조를 이루던 요소들은 점차 성숙해나간다. 내배엽 세포들은 특정한 형태의 내배엽 구조를 이루고, 외배엽 세포들은 다양한 형태의 외배엽 구조로 발전한다. 중배엽도 마찬가지다. 모든 세포들은 결국 근육세포, 간세포, 뇌세포 등과 같이 특화된 형태로 변해간다.

배아 발달 초기 단계에서 특정한 위치에 존재하는 세포는 다양한 가능성을 지닌다. 예를 들어 머리의 특정 세포가 두 개로 분열하면 하나는 뇌의 왼쪽, 다른 하나는 뇌의 오른쪽이 될 수 있다. 이들이 다시 분열하게 되면 하나는 뇌의 앞쪽, 다른 하나는 뇌의 뒤쪽으로 발전할 수 있는 가능성을 지닌다. 이렇게 세포분열이 계속 일어나게 되면 처음에 다양한 가능성을 지니던 세포는 점차 특정한 하나의 목적을 지닌 세포로 변해간다.

각각의 세포는 주어진 환경 안에서 자신만의 개성을 발현시킨다. 아직 어떤 기관으로 분화될지 그 구체적인 목적이 결정되지 않은 '제로 상태'의 단일 세포가 특정 인체 기관이나 구조로 변해갈 때 그 세포 내부에서는 독특한 구조적/화학적 변화가 이루어진다는 뜻이다. 이때 그 기관의 구조와 형태를 결정짓는 것은 주변의 세포들이다. 예를 들어 몸의 중심부에 있던 세포가 충분히 이른 시기에 다른 부위에 이식되면 다른 형태의 기관으로 분화된다. 하지만 그 세포를 둘러싼 환경에 의해 충분히 모양이 결정된 다음에 이식을 시키면 처음 분화될 예정이었던 기관으로 발달하게 된다.

간으로 분화될 예정인 세포를 예로 들어보자. 초기의 간은 장에서 분리되어 나온 자그마한 튜브 모양을 하고 있다. 세포들이 튜브 안에 머무는 한 튜브라는 외부 환경이 그 안의 세포를 간으로 변화시킬 것이다. 하지만 이 세포들 중 일부를 잘라내 근처의 다른 부위에 이식시키면 췌장과 같은 기관으로 변할 수도 있다. 대부분의 발생학 기초 서적에도 '특정한 중배엽성 환경(가능성 막potential fascia)이 갖추어지지 않으면 원시 췌장 세포는 성숙한 췌장으로 분화되지 않는다'

는 내용이 담겨있다. 세포와 이를 둘러싸고 있는 막조직의 관계성이 세포 분화에 있어 중요한 요소임을 알 수 있다. 막은 세포에 에너지장을 형성하며 해당 조직이 차별성을 지닌 조직으로 변화될 수 있는 환경을 제공하는 것 같다.

임신 4주 말엽에는 팔과 다리, 머리가 그 원시적인 형태를 보이고 중추신경계를 보호할 수 있는 척추의 원형이 드러나기 시작한다. 이 시기에 이르면 튜브 모양을 하고 있던 배아는 점점 커진다. 특히 머리 끝 부위가 현저하게 확대된다. 세포 증식을 통한 크기 증가뿐만 아니라 이를 둘러싸며 제한하는 외부 공간의 변화도 배아의 외형을 결정하는 요소로 작용한다.

이렇게 분화된 원시 구조 주변에 있는 원시 세포들은 필터 형태로 변모한다. 이 필터야말로 중배엽성 조직인 막fascia이다. 발달 초기에 형성된 막조직은 세포, 섬유 그리고 세포간질 등으로 이루어져 있다. 막조직의 질감은 유리섬유 또는 손가락으로 찍으면 끈적이며 달라붙는 섬유질 물질에 가깝고 약간은 푸딩처럼 느껴지기도 한다. 막조직은 몸의 어느 부위에서나 발견되며 출산 전까지는 부드러운 형태를 유지한다. 하지만 내부와 외부에서 전해지는 압력과 긴장으로 인해 방향인력을 받는 부위에서는 건과 인대 등의 형태로 점차 딱딱하게 변한다. 막조직의 섬유가 견고해지고 방향성이 생겨야 결합조직의 구조가 정상적으로 형성되기 때문이다.

뼈가 형성되는 지점에 위치한 부드러운 막조직은 다른 부위보다 조금 더 딱딱한 형태로 변해가며 방향인력을 만들어낸다. 이렇게 방향인력을 통해 발생하는 내부 긴장과 자궁벽으로부터 전해지는 외부 압력에 자극을 받은 세포들에서는 섬유를 만들어내는 속도가 증가한다. 예를 들어 척추 앞쪽에 있는 연골은 자라면서 점점 주변 결합조직에 압력을 만들어내고, 이 압력으로 인해 척추 전면을 따라 스트레스 라인stress line을 형성한다. 이때 형성된 스트레스 라인 덕분에 척추 전체가 지지를 받고 통합성이 유지된다. 척추 마디마디가 자라면서 뼈 사이에 형성되는 복잡한

형태의 인력 때문에 뼈를 연결해주는 인대의 차별화된 형태가 결정된다 **그림 2-4**.

몸은 뼈, 건, 그리고 인대가 만들어내는 그물망 같은 지지력뿐만 아니라 다른 형태의 결합조직을 통한 '보충재'의 기능도 필요로 한다. 지방이야말로 바로 이 보충재의 대표적인 예이다. 지방도 결합조직의 일종이다. 이 지방이 얼마나 집적되어 있느냐에 따라 때로는 충격을 흡수하는 쿠션 역할, 때로는 몸을 보호하고 감싸주는 패딩 역할, 그리고 더욱 밀도 높은 지방을 받쳐주거나 공간을 형성해주는 역할이 결정된다. 지방조직을 구성하는 세포들은 세포간질에 분포한 지방을 끌어 모아 크기가 커진다. 이때 섬유와 다른 물질들은 비대해진 지방 세포에 의해 한쪽으로 밀려난다. 그렇기 때문에 지방조직은 인체의 구조물들을 공간적으로 배열시키는 데 중요한 역할을 하지만 몸의 특정 부위를 고정시켜 움직임을 떨어뜨리기도 한다.

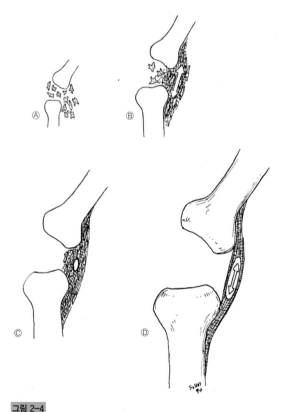

그림 2-4
건과 인대의 형성 과정

머리 주름head fold이 성장함에 따라 안쪽에 위치한 내배엽 층이 바깥쪽에 위치한 외배엽 층 안에서 점차 커진다. 이때 간엽mesenchyme이 중간층을 형성한다. 머리 주름이 형성되는 것을 기점으로 구강 뒤쪽부터 내배엽이 그 모양을 갖춰나가며, 이 주름 형성이 지속될수록 식도, 위, 그리고 위장의 만곡, 그리고 소장의 꼬임 등으로 연속적인 분화가 이루어진다.

발달이 대부분 완성된 내배엽 조직은 인체 내부에서 얇은 필름 형태의 결합조직 층을 형성한다. 이 조직은 지선(guy wire, 땅 속에 접지된 선으로 기준선 역할을 한다. – 옮긴이)과 같은 역할을 한다. 몸 중심부에 자리하며 거미줄처럼 다른 장부와 조직들의 구조를 잡아주는 것이 내배엽 조직이다. 그렇기 때문에 내배엽 조직은 뼈의 형태 발달, 그리고 뼈들 사이의 관계성을 설정하는 데에도 영향을 준다. 예를 들어 대장은 복강 뒤쪽에 말 그대로 '부착'되어 있다. 이러한 부착이 이루어지기 위해서는 상당한 양의 지방

을 함유하는 복잡한 막결합fascial connection이 관여한다. 이때 지방은 대장의 구조와 기능을 결정짓는데 중요한 역할을 한다. 특히 복강을 가로지르는 대장(횡행결장)은 횡격막 최하단과 척추가 만나는 부위를 연결해준다. 이렇게 내장과 주변의 '보충재'는 상호작용을 하며 몸 전체를 편안하고 가동성 좋게 만들어준다. 예를 들어 소화관digestive tract이 텅 비어있다면 자세에 막대한 영향을 미칠 것이다. 횡행결장이 대변으로 가득 차게 되어도 몸의 움직임이 제한을 받는다. 횡격막과 연결된 척추 관절들에도 압박을 가하며 악영향을 끼치기 때문이다. 하지만 건강한 내배엽 조직은 일반적으로 장부와 다른 조직들이 자유롭게 움직이도록 기능한다.

세포들은 처음엔 다양한 형태로 분화될 수 있는 가능성을 지닌다. 하지만 배아가 성장함에 따라 특화된 형태의 조직으로 분화되면서 점차 뱃속 태아의 몸 구조를 형성해나간다.

CHAPTER 3
배아의 성장을 결정하는 요소

1, 2장을 통해 배아 발달 초기 과정을 개략적으로 소개했다. 비록 대강의 스케치를 제시했지만 이 책에서 전하려고 하는 발생학 개념을 파악하는데 하나의 틀을 제공했다고 볼 수 있다. 이 틀을 통해 인간의 형상과 독특한 움직임에 영향을 주는 전제 조건을 이해할 수 있다. 개략적인 형태의 발생 과정 설명은 인간의 성장이라는 큰 이야기의 일부를 전할 뿐이다. 이는 인간이 성숙해 가는데 있어 하나의 일반적인 패턴을 보여준다. 하지만 이 틀을 이해함으로써 발달 과정에서의 자그마한 변수가 나중에 드러나는 인체의 구조와 행동 패턴에 영향을 미칠 수 있음을 예측해 볼 수 있다.

배아가 성장해 가는 과정에서 하나의 요인이 다른 요인보다 더 중요해지는 시기가 있다. 예를 들어 임신 후 특정 시기가 되면 자궁의 크기가 배아 발달에 있어 매우 중요해진다. 또 다른 시기엔 배아의 내적 성장과 세포 분화가 더 중요한 요인이 되기도 한다. 간엽에 가해지는 방향스트레스directional stress 변화에 따라 주변 조직들의 구조가 변할 수 있다는 사실을 1장에서 확인했을 것이다. 발달의 모든 단계에서 배아의 내부 환경에 각각 새로운 형태의 요구 조건과 도전 상황이 창출된다. 일반적으로 기능이 분화되는 정도에 따라 그 반응이 달라짐을 알 수 있다.

배아가 성장함에 따라 외부 환경의 중요성은 더욱 커진다. 만일 자궁 안의 태아가 태반으로부터 충분한 영양공급을 받지 못한다면 영양결핍 상태에서 태어날 수 있다. 산모가 영양섭취를 제대로 하지 못하면 태아가 영향을 받는 건 당연한 일이다. 또 임신 중 복약을 하게 되면 약의 종류, 투약 분량과 빈도 그리고 임신 시기에 따라 그 영향력 정도가 좌우된다. 산모에게 변비가 있다면 자궁에 가해지는 압력이 높아져 태아 성장에 악영향을 미치기도 한다.

배아의 구조 발달에 있어서 결합조직은 다른 조직들에 비해 그 정형성이 낮다. 결합조직, 즉 중배엽 조직은 상대적으로 무정형성amorphous에 가깝다는 뜻이다. 이와 반대로 외배엽과 내배엽에서 파생된 조직들은 구조와 기능에 있어서 좀 더 정형적이고 안정성이 높다. 배아가 성장함에 따라 결합조직의 중요성은 점차 증가한다. 배아의 크기가 커질 때 전체 구조에 질서를 부여하는 역할을 결합조직이 하게 되는데, 임신 말기 성장하는 태아의 피부 아래의 조직에서 도대체 어떤 일이 일어나는지에 대한 연구는 별로 없다. 하지만 출산 시기가 다가올수록 태아의 몸에서 결합조직의 양이 폭발적으로 증가한다는 사실은 충분히 예측해 볼 수 있다.

태아의 발생은 이미 '결정된 계획'에 따라 진행되는 게 아니라 자라면서 유기체로서 맞닥뜨리는 문제 상황과 필요조건들을 해결해 나가며 이루어진다. 발달의 각 과정을 설정하는 것은 유전적인 결정인자이다. 하지만 문제해결 방법은 개별 배아마다 천차만별이다.

세상에 똑같은 사람은 없다. 우리 몸의 어느 한 부위도 정확히 대칭적이지 않다. 이러한 차이점, 즉 인체의 개성을 결정짓는 변수는, 이미 앞에서 설명한 배아의 내적/외적 환경의 차이와 관련이 있다. 몸의 구조가 형성되는 과정에서 해부학적인 수준의 내부 환경 변화가 이뤄진다. 배아의 내부 발달 정도에 따라 사소한 차이들이 쌓이고 어우러져 큰 변화요인으로 작용한다. 그 결과 각 개인의 개성이 드러나는 물리적인 몸의 구조가 형성된다. 이 과정은 탄생 이전까지의 긴 발달 여정에서, 심지어는 아직 인간이라고 보기 힘든 초기 발달 단계에서도 진행된다.

보통 우리가 상식적으로 알고 있는 것보다 세포는 변화하는 환경에 대처해 문제를 해결하는 능력이 훨씬 뛰어나다. 중배엽은 이러한 문제해결에 있어 중요한 역할을 한다. 중배엽에는 어떤 조직으로든 변할 수 있는 가능성이 있는 미분화세포가 있어서 다양한 종류의 분화세포specialized cells를 만들어낸다. 이 미분화세포는 배아뿐만 아니라 아이와 성인의 몸에도 존재한다. 이러한 특성을 보통 '중배엽의 발생학적 가능성'이라고 한다. 세망세포와 림프구가 바로 대표적인 예이다. 세망세포는 결합조직 내에서 원천세포로 작용하며 필요에 따라 분화세포를 만들어낸다. 혈액 중의 림프구와 신체의 림프조직은 감염이 일어난 부위에 모여 치유 과정에 관여하는데, 감염 치유 과정에서 다양한 역할을 한다. 심지어 체내의 이물질이나 세균들을 먹어치워 정화작용을 하는 식세포 기능을 하고, 때론 다른 결합조직의 원천세포가 되기도 한다.

환경에 따라 형태와 구조를 변화시키는 세포의 반응 능력은 발달 과정에서 매우 중요한 요소이다. 사실 모든 세포는 환경 자극에 따라 성장률이 변한다. 예를 들어 성인에게서 신장 하나를 떼어내면 매우 짧은 시간에 남은 신장의 크기가 두 배 정도로 변하며 떼어낸 신장의 기능을 보완한다. 이때 남은 신장에서는 세포 재생을 통해 조직 전체의 부피를 키운다. 신장의 크기가 커질수록 새롭게 재생된 세포들은 기존의 세포들

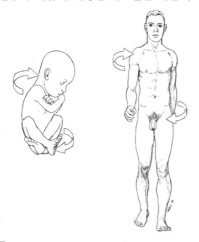

그림 3-1
자궁 안의 태아가 어떻게 누워있느냐에 따라 척추의 전체적인 회전 패턴이 결정된다.

과 같은 기능, 즉 '신장 기능'을 하게 된다. 때론 커지기 전의 신장 기능 이상을 할 때도 있다. 이 과정에서 떼어낸 신장의 부족한 기능을 대부분 보완한다.

발달 과정에서 내부와 외부의 환경 변화에 맞춰 적절한 발달 타이밍을 조절하는 것도 중요한 요소 중 하나이다. 예를 들어 내배엽에서 기인한 소화관에서 새싹처럼 세포가 증식해 간으로 분화해 나갈 때는 해당 부위 주변 환경이 전체적으로 변한다. 만일 이 과정이 특정 시점에서 정해진 타이밍에 일어난다면 그에 맞는 구조가 분화되지만, 분화 타이밍이 늦어진다면 조금 다른 형태의 구조가 만들어질 수도 있다. 발달 타이밍이 정말 중요한 요소로 작용한다는 의미이다.

특정 발달 단계에서는 약물 복용이 정말 치명적인 영향을 끼칠 수 있지만, 발달의 다른 단계에서는 그 영향력이 적을 수도 있다. 기형아 출산과 관련해 악명을 떨친 약인 탈리도마이드thalidomide로 인한 사건이 그 대표적인 사례이다. 배아 발생 초기, 팔과 다리가 발달하려고 하는 시기에 이 탈리도마이드를 복용하게 되면 팔다리가 없는 기형아가 출산기도 한다. 이보다 조금 늦은 시기에 이 약을 복용하면 손가락과 전완에만 악영향을 받은 아이가 출산될 수 있다.

배아의 몸 전체에서는 유전적 요인에 따른 '일반적인 발달 시간표'와 각 배아가 처한 환경에 따른 '독립적인 발달 시간표'가 동시에 작용한다. 이 시간표 상의 타이밍 차이는 평균적인 발달 패턴을 앞당기거나 약간 늦추는 요인이 된다. 어느 시점이 되면 발달은 폭발적으로 이루어진다. 특히 임신 2개월 말엽부터 3개월 사이엔 배아의 모든 신체 구조가 제자리를 찾는데, 이때부터는 배아의 몸집이 커지며 점점 복잡해지는 것이 발달 과정의 주요 테마가 된다. 임신 3개월이 지나면 배아가 인간 구조와 유사한 형태를 띠며 확인 가능한 모습을 갖추어 나가는 일이 가장 중요한 문제로 부각된다. 그 이후로는 크기가 더욱 커지고, 한층 분화된 인체 시스템을 갖추는 것이 발달의 핵심 주제가 되며 점점 외부 환경 요소가 중요해진다.

이 시기가 되면 개인 변수가 점차 명확해지며, 배아는 자신만의 체형을 갖추게 된다. 이때 자궁 안의 태아가 어떻게 누워있느냐에 따라 척추의 전체적인 회전 패턴이 결정된다 그림 3-1. 머리가 오른쪽을 향해 있는지 아니면 왼쪽으로 향해 있는지, 또는 다리 사이에 머리가 위치하거나 팔이 어떻게 말려있는지가 최종적인 태아 형태를 결정하는 중요한 요인이 된다. 아이나 어른처럼 태아도 자라면서 점차 크기가 커진다. 하지만 태아일 때 결정된 회전 패턴은 성인이 되어서도 그대로 남게 된다.

배아 발달 초기 단계에서는 세포 레벨에서 내부 환경이 외부 환경보다 좀 더 결정적인 요인으로 작용한다. 하지만 배아(embryo, 임신 8주 전까지 태아)가 태아(fetus, 임신 9주가 지난 후의 태아)로 발달하고 또 출산 후 아이에서 어른으로 성장해감에 따라 외부 환경 요소가 점점 더 중요한 역할을 하게 된다.

CHAPTER 4
중배엽 조직의 발달

이번 장에서는 뼈, 인대, 건, 근육, 그리고 근막과 같은 결합조직(중배엽 조직)의 발달에 대해 설명하도록 하겠다.

결합조직은 중배엽에서 분화되었으며 몸의 구조에 관여한다. 또 성장 과정에서 독특한 자신만의 패턴을 형성한다.

사람들은 보통 근섬유를 둘러싸는 막이 필요하다고 여긴다. 그러면서 근섬유가 근막보다 먼저 만들어진다고 착각한다. 하지만 사실은 근막, 건, 인대 등과 같은 결합조직의 방향이 먼 저 결정되고 이때 생기는 방향인력을 따라 근섬유가 성장한다. 근섬유는 스펀지처럼 늘어나고 줄어드는 특성을 지니고 있기 때문에 주변 막조직에 압력과 마찰을 일으킨다. 근섬유와 근막이 결합된 근육을 포장지에 둘러싸인 사탕에 비유해보자. 포 장지가 사탕의 외형, 방향, 구조를 결정 짓는 것처럼 근섬유를 둘러싼 막구조가 이와 비슷한 역할을 한다. 결합조직은 몸 전체를 이어주고 있다. 따라서 특정한 근육의 움직임은 결합조직을 통해 다른 근육으로 전해진다. 예를 들어 상완이두근을 움직이면 팔뿐만 아니라 여기에 연결된 어깨와 목 주변 구조에도 움직임이 발생한다. 결합조직이야말로 움직임의 연결성을 만드는 요소라고 할 수 있다.

근섬유와 근막의 상호작용은 임신 1개월 또는 2개월 때부터 시작해 발전해 나간다. 근섬유는 제대로 발달하기 전, 즉 원시적인 상태에 있을 때부터 결합조직 내부에서 특정한 방향인력을 받는다. 원시 근육세포는 방향인력이 만들어내는 방향압력을 따라 늘어난다. 이 단계에 이르면 원시 근육세포는 분화된 형태의 근육세포로 변하며, 세포수가 늘어남에 따라 근육의 크기도 커진다. 이러한 근육의 성장은 결합조직 내에 존재하는 물리적 긴장이나 연관된 에너지장에 영향을 받기도 한다 그림 4-1 .

현미경을 통해 조직을 관찰하고 연구하는 조직학 관점에서 보면, 근섬유를 둘러싸고 있는 근막은 실제로는 '막'이 아니다. 오히려 결합조직이 밀집된 형태로 보면 더 정확하다. 근막은 시작도 없고 끝도 없다. 인대와 건도 정확히 뼈에 부착된 것은 아니다. 인대와 건은 뼈를 둘러싸고 있는 골막을 지나 다른 인대와 건으로 이어진다 그림 4-2 .

해부학자들은 인체를 절단해서 바라본다. 하지만 살아있는 인체는 끊임없이 연결되어 있다. 이러한 연결성은 결합조직에서 명확히 드러난다. 근막을 단지 근섬유를 둘러싼 원통형 구조물로 보는 것은 잘못이다. 건 위에 근섬유가 놓여 있다기보다는 건이 근육을 관통해 지나간다고 보는 게 더 정확하다.

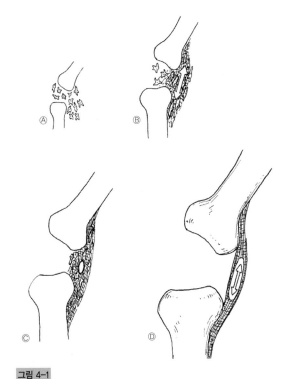

그림 4-1
임신 초기에서 출산 전까지 인체에서 건/인대의 정상적인 발달 과정 단면도. 이러한 과정은 삶 전체에서 이루어진다.

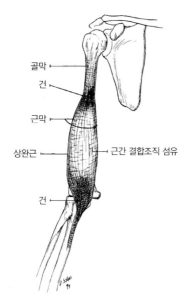

그림 4-2
상완근의 결합조직 연결성.
골막 → 건 → 근막 → 건 → 골막.

인력으로 인해 결합조직 내부에서는 더 많은 섬유를 생산해낸다.

전통적인 해부학 책에는 일반적인 형태의 결합조직 구조에 대해서만 기술되어 있다. 하지만 우리는 다양한 형태의 무정형적인 결합조직 구조물들이 있음을 알게 되었다. 이러한 내용은 보통의 해부학 책에는 나와 있지 않다. 우리는 이 무정형적인 결합조직 구조물을 특정 개인에게 특화된 패턴을 결정하는 요소로 해석한다. 예를 들어 우리가 취하는 특정한 자세나 움직임, 상처를 받았을 때 반응하는 형태, 서로 다른 신체 성장률 그리고 모든 종류의 환경 스트레스에 대처하는 개인적인 패턴들이 바로 이러한 무정형적인 결합조직 구조물과 관련이 있다. 이렇게 특화된 반응 패턴을 결정하는 요소는 어머니 뱃속에서 이제 3개월밖에 안 된 태아에게서도 보인다.

발생학적인 발달 과정에서 관찰할 수 있는 인체 구조는 모두 잠재성을 지닌다는 사실을 기억하라. 건이나 인대로 변화하기 시작하는 조직 내부에선 근육이 발달한다. 근육으로 발달할 수 있는 잠재성을 지닌 조직 주변의 결합조직은 건의 속성을 잃고 근막으로 발전한다. 하지만 근섬유 끝부분의 조직은 여전히 건의 속성을 지니며 뼈에 부착된다. 등과 같이 넓은 영역으로 퍼져나가는 결합조직을 건막aponeurosis이라고 하는데, 이 건막은 넓고 평평하게 퍼져나가 다양한 형태의 근육과 결합한다.

지금까지 건, 인대와 같은 중배엽에서 발달하는 특정한 구조물들과 이들이 결합조직 내부의 근육과 어떻게 상호작용하는지에 대해 대략적으로 살펴보았다. 분화란 무엇일까? 결합조직이 구조화되는 과정에서 도대체 어떤 일들이 일어날까? 연골 또는 뼈에 결합조직이 연결되면 이에 따라 방향 스트레스가 형성된다. 이러한 방향 스트레스는 단일한 뼈에서 발생하거나 또는 뼈와 뼈 사이에서 발생하기도 한다. 이러한 스트레스 라인의 영향을 받은 결합조직 세포는 섬유를 만들어내며 이때 만들어진 섬유들이 스트레스 라인을 따라 배열된다. 이 과정에서 발생한 방향

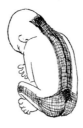

그림 4-3
자궁 안에서 몸을 앞으로 굽히고 있는 태아의 모습. 이때 생긴 막의 긴장에 의해 태아 몸의 특정 부위가 조금 더 두꺼워진다.

임신 6개월 정도인 태아에게 있어서 어머니 자궁의 크기는 아이의 크기에 제한을 가하는 요소라고 할 수 있다. 제한이 강하면 강할수록 그 제한에 대한 적응력 또한 커진다. 대부분의 태아들 다리 바깥쪽 결합조직이 두껍게 변하는 것도 이러한 적응의 한 예이다. 웅크린 자세로 자궁 안에 있다 보니 태아의 무릎과 고관절 사이에 긴장이 쌓이게 되며, 자극을 많이 받은 부위에 섬유가 집중적으로 쌓여 두꺼운 막조직을 형성하게 된다. 이러한 적응 반응은 내적인 필요에 의해서가 아니라 외부에서 가해지는 압력 요소 때문에 일어난다고 볼 수 있다 **그림 4-3**.

CHAPTER 5
태아가 받는 제한과 초기 구조 형성

태아가 어머니 뱃속에서 성장해 나감에 따라 외부 환경이 주는 압력이 신체 구조 발달에 있어 중요한 요소로 작용한다. 6개월 정도 된 태아는 자궁의 제한된 공간에 의한 압력을 많이 받는다. 산모가 취하는 자세와 신체 구조가 좋지 않다면 이러한 압력은 더욱 커진다. 태중의 아이는 점차 움직임이 활발해지기 때문에 상대적인 공간 제한성도 점차 커진다. 특히 8개월 정도 된 태아는 움직임의 제한을 많이 받는다. 움직일 수 있는 공간이 거의 없어지기 때문이다.

태중 아이의 자세는 신체 구조와 정렬 상태에 중요한 요소로 작용한다. 무릎을 기준으로 머리가 왼쪽에 있느냐 오른쪽에 있느냐, 또는 척추를 기준으로 팔이 어느 쪽에 위치해 있느냐가 척추의 개인적인 패턴을 결정한다. 우리는 목에 대한 머리의 위치가 척추 회전을 결정하는 요소라고 생각한다 **그림 5-1**. 아이다 롤프는 이러한 회전 패턴이 임신 첫 주에 결정된다고 생각했다. 임신 후반부로 접어들면 자궁 내부의 제한성이 더욱 커진다. 이때 생긴 압박에 의해 회전 패턴은 한층 커지거나 다른 형태의 보상으로 이어진다. 태중에서 결정되는 회전패턴을 일차 회전primary rotation이라고 한다.

몸의 다른 부위에서도 특이성 변화(개인에게 특화된 형태의 변화)가 생길 수 있다. 이러한 특이성 변화는 간효성에서 멀어진 형태의 변화이다. 그렇다면 간효성simple efficiency이란 무엇일까? 발생학적으로 미분화된 결합조직에서 보이는 특성이 간효성이다. 간효성을 지닌 결합조직에 방향 인력이 가해지면 특이성 변화가 발생한다.

뼈가 자라며 결합조직을 밀고 나가면 뼈에서 튀어나온 부위가 마치 갈고리처럼 작용하는데, 이 갈고리가 결합조직을 당겨 장력을 가하는 돌출부 역할을 한다 **그림 5-2**. 전상장골극은 그 좋은 예이다. 전상장골극에는 무릎에서 위로 올라온 넓은 근막층이 '걸린다.' 대퇴부 측면에 있으며 장경인대라는 이름을 지닌 두터운 막도 전상장골극에서 만나며, 이 지점은 일종의 섬유로 된 옷이 대롱대롱 매달린 부위처럼 작용한다. 대퇴부의 근육들은 모두 전상장골극을 중심으로 펼쳐진 막에 의해 둘러싸여 있다.

늑골에서 치골로 내려오며 당기는 또 다른 힘이 존재한다. 이러한 힘을 직접적으로 가하는 근육이 바로 복직근이다. 복직근은 복부 앞쪽에 '엎혀져' 있는 근육이다. 성인의 복직근 형태와 길이는 그가 태중에 있었을 때 몸을 구부리고 누워있었던 모양과 서로 연관성이 있는 것처럼 보인다.

전상장골극과 치골 사이에서 생기는 당기는 힘들은 서로 영향을 주고받는다. 이들 사이엔 늘 교차긴장cross-tension이 존재한다. 몸 위쪽에서 복직근을 통해 치골로 연결된 힘의 라인과 무릎에서 전상장골극을 연결하는 두 종류의 당기는 힘에 대해 설명했는데, 여기에 덧붙여 치골과 전상장골극 사이를 이어주는 토션torsion이 하나 더 존재한다.

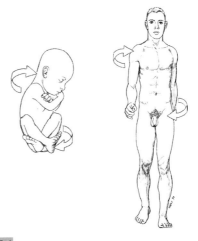

그림 5-1
태아 시기에 형성된 회전 패턴이 성인이 되어서도 그대로 이어진다.

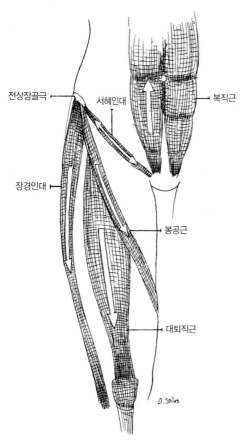

전상장골극

서혜인대

복직근

장경인대

봉공근

대퇴직근

D. Sallies

그림 5-2
그림 5-2
화살표 중 한쪽 방향만 표시된 것은 그 방향으로 가해지는 단일한 장력을 나타낸다. 서혜인대는 양쪽 방향으로 화살표가 되어 있다. 전상장골극과 치골 양방향으로 장력이 전달된다.

서혜부에 있는 결합조직이 바로 이 두 지점을 이어준다. 로프처럼 생긴 서혜인대inguinal ligament가 바로 전상장골극과 치골을 이어주는 가장 눈에 띄는 구조물이다. 서혜인대가 지나치게 두껍거나 짧아지면 해당 부위의 움직임을 제한해 서혜부의 공간을 압박하게 된다.

요추 후면에 있는 요천추근막은 허리에 위치한 수직 방향의 연부조직이다. 이 근막은 척추 중에서 가장 전만곡이 많이 일어닌 부위인 허리를 위로 받쳐주는 역할을 한다. 성인의 요추는 부드러운 C자 만곡을 이루지만 태아에게서는 아직 이 요추 전만곡이 보이지 않는다. 하지만 뼈가 제대로 형성되기 전부터 요

추의 각 마디 구분은 생기기 시작한다. 아마도 이들 마디 사이의 구분에 의해 척추 각 영역별 차이가 결정되는 것 같다. 자궁 속의 태아에게서 보이는 요추 만곡(후만)은 공간의 제약 때문에 비롯된 게 아니다. 만곡을 결정하는 어떠한 유전적 요인이 있는 것 같다. 아이가 자궁 안에서 성장함에 따라 자궁벽을 이루는 근육에 의해 요추의 후만곡에는 압박과 제한이 가해지게 된다.

태아가 다 자라서 출산이 임박하면 유전적 청시진과 자궁내 스트레스의 상호작용에 따라 연부조직 네트워크에 당기는 힘의 균형이 발생한다. 이러한 힘의 균형에 따라 출산이 이루어진다. 이제 어머니 뱃속에서 나온 아이는 자궁 안에서 오랜 시간 유지하던 것과 반대 자세를 취해야만 한다. 다시 말해, 웅크렸던 팔과 다리를 펴고 굽었던 허리를 신전시키는 작업이 일어나기 시작한다 **그림 5-3**.

어머니 뱃속에서 아이는 머리를 굽히고 엉덩이는 말고 앉아있다. 이는 자궁 속에서 아이가 취할 수 있는 자연스러운 자세이다. 편안하게 움직이고 싶거나 효율적인 자세를 찾기 위해 아이는 몸을 편다. 이렇게 자궁 안에서 움직임 습관이 형성되는 과정에서 아이의 결합조직엔 교차-스트레스cross-stresses가 쌓인다. 아이가 자라면서 이전에 형성된 교차-스트레스는 그와 관련된 동작을 하지 않으면 기록에서 지워지거나 변형된다. 물론 몸의 심부구조에 기록된 채로 남기도 한다.

태아는 무릎을 구부리고 있는데 이 자세로 인해 허리와 허벅지 안쪽을 이어주는 골반에 직접적인 스트레스 제한선line of restriction이 생긴다. 이러한 스트레스선은 허리 만곡부에 형성된 두툼한 근막층과 이어진다. 이들의 상호작용으로 인해 허리와 다리 사이엔 압박을 받아 구부러진 S자 커브가 생긴다. 이 두 구조물은 자궁 안에서 뿐만 아니라 기기 단계에서에서 아이의 신체 기능에 관여한다. 하지만 기기 단계를 거쳐 일어서기 단계에 이르면 허리와 허벅지 안쪽을 이어주는 스트레스 제한선과 허리 만곡부의 근막층에 생긴 단축된 조직이 직립 상태에서 균형을 유지하는

데 큰 제한요인으로 작용한다. 두 발로 서서 걷기 위해서는 안정성이 확보되어야 하는데 이러한 요구가 높아질수록 앞에서 이야기한 단축된 구조물은 늘어나야만 한다. 아이가 한창 두 발로 서서 걷는 연습을 할 때 허리 만곡이 과하게 크거나 무릎이 과도하게 펴진 모습을 볼 수 있는데 이는 짧아져 있던 조직이 늘어나면서 생기는 보상작용의 결과이다.

자궁 안에서 태아가 자라면서 막의 구조와 연결성 차원에서 위와 같은 예들은 다양하게 관찰된다. 한창 자라나는 아이의 몸에서 잠시 보였다 사라지는 일시적 만곡spontaneous curvature 현상은 어쩌면 이러한 제한된 막구조 때문에 일어나는 것 같다. 아무런 문제도

없었던 태아가 태어나기 전 자궁 안에서 갑자기 측만증 커브를 보이는 경우가 있는데 이 또한 척추 주변에 이전부터 쌓였던 막구조의 제한성 때문으로 보인다. 이러한 척추 만곡 패턴의 변화는 드문 게 아니다. 아이의 몸무게는 점점 늘어나고 움직임 통제 능력은 증가하는데 이 과정에서 생기는 변화가 내적으로 약한 부분에 영향을 미치는 것이다.

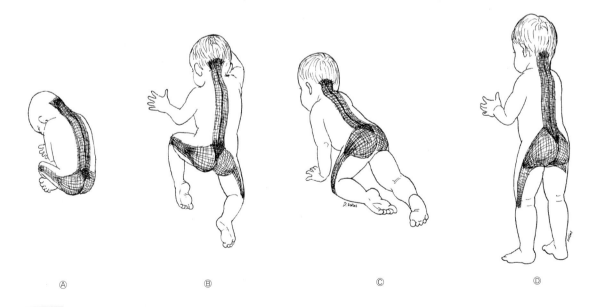

그림 5-3
(A)는 태아의 신체 만곡을, (B)는 엎드려 기기 단계creeping, (C)는 네발로 기기 단계crawling, (D)는 일어서서 첫 발을 떼는 모습을 보여준다. 아이가 이러한 발달 과정을 지나 움직임 통제력이 높아짐에 따라 근막구조는 늘어나고 변화한다.

PART 2

결합조직과 인간의 몸

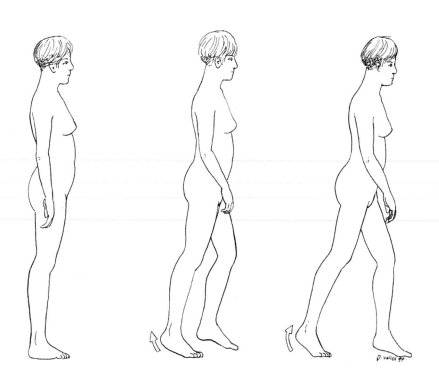

CHAPTER 6
탄생 과정에서 일어나는 일

'탄생 트라우마'를 겪은 아이는 심각한 감정적 문제를 지닐 수 있다. 생리학적인 관점에서 아이가 탄생하는 과정은 구조적으로 문제될 것이 없어 보인다. 하지만 아이의 머리와 어깨의 크기 때문에 출산 과정에서 문제가 발생할 수 있다. 출산 시간이 지연되면 아이 몸에 긴장이 쌓일 수 있지만, 사실 그 시간이 24시간 또는 48시간 정도라면 구조에 큰 문제를 일으키지 않는 적정 시간이라고 볼 수 있다.

아이의 탄생은 매우 특별한 사건이다. 출산이 이루어지는 동안 아이는 주변 환경이 완전히 바뀌는 경험을 하게 된다. 이렇게 완전히 새로운 환경으로 바뀔 때 이를 통제할 만한 합리적인 방법이 있지는 않다. 탄생이란 아이에게 있어 '확장-개방 시스템'을 겪는 사건이다. 탄생이라는 '새로운' 경험 속에서 아이는 '새로운 자극'을 받게 되며, 이 자극은 물리적, 감정적으로 아이의 몸에 증폭되어 쌓인다.

공황 상태에서 겪는 사건이 삶 전체에 영향을 미친다는 것은 심리학에서는 매우 일반화된 사실이다. 어머니 뱃속에서 나와 이제 막 밝은 빛을 보게 된 아이의 발을 잡고 들어 올리면 아이는 감정적인 트라우마를 겪게 된다. 이처럼 강렬한 자극을 받은 아이 몸은 긴장되고 감각 차단 상태에 빠지며, 그때의 자극은 평생을 두고 없어지지 않을 수도 있다. 물론 태어난 아이를 거꾸로 들어 올리는 일은 탄생 과정에서 보편적으로 일어나는 생리적 현상이 아니라 다분히 문화적인 자극이다.

탄생은 구조에 새로운 환경적 영향력이 가해지는 사건이며, 또 인지적 충격을 받는 사건이기도 하다. 외적으로 받는 스트레스뿐만 아니라 발달과 관련된 스트레스를 내적으로 받아 기능에 문제가 발생할 수도 있다. 사람들은 보통 탄생 과정에서 내적으로 받는 스트레스를 '원래 그런 거야', 또는 '인간은 누구나 그런 과정을 겪지'라는 말로 적당히 수용한다. 사실 인간은 누구나 그런 스트레스를 받으며 태어나기 때문에 그 스트레스를 받지 않았을 때 어떤 느낌을 받는지 비교불가 상태에서 성장한다.

호흡은 탄생 이후 겪는 가장 '새로운' 경험이다. 르부아예 분만(LeBoyer birth, 출산시 아이에게 영향을 주는 환경변화에 따른 자극을 감소시키는 분만법 – 옮긴이)을 보여주는 필름과 전통적인 분만 방식을 보여주는 필름을 비교해보면 매우 흥미롭다. 프랑스 산부인과 의사인 르부아예Fredric Leboyer는 물에서 아이를 분만하도록 가르친다. 그는 막 태어난 아이의 몸을 물속에서 씻어주는 방법을 제시한다. 이때 기도를 억지로 청소할 필요는 없다. 전통적인 분만법에서는 태어난 아이의 몸을 수건으로 열심히 닦아주며 기도를 깨끗이 해준다. 20세기 전반부까지만 해도 분만 시 아이 다리를 위로 들어 올려 울음을 터트릴 때까지 기다린 후 기도가 깨끗해졌음을 확인하곤 했다.

이렇게 서로 다른 분만법을 통해 태어나는 아이의 횡격막과 늑골엔 어떤 일이 일어날까? 어머니 뱃속에 있는 아이의 호흡은 얕아야 한다. '태아 자세'에서는 복부와 상부 늑골이 강하게 압박을 받을 수밖에 없기 때문이다. 오직 하부 늑골과 횡격막 정도만이 태아의 호흡에 참여할 수 있다. 태어난 후 첫 호흡은 폐에 쌓인 액체를 밀어내는 행위이다. 사실 호흡은 분만 전에 시작된다. 태어나기 전에 양수가 태아의 몸 밖으로 어느 정도 밀려나가야 하기 때문이다. 이런 변화 과정에서 아이에게 쇼크가 발생한다. 막 태어난 아이의 다리를 잡아 위로 들어 올리고 엉덩이를 때리는 전통적인 분만법은 폐가 깨끗해졌는지 확인하는 행위이다.

성인들 중에는 흉식 호흡을 하는 사람도 있고 복식 호흡을 하는 사람도 있다. 이들의 호흡 패턴이 다른 것은 분만 시 했던 첫 호흡의 영향일까? 복식 호흡

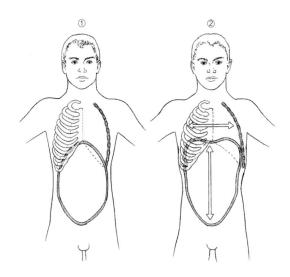

그림 6-1
흉식 호흡과 복식 호흡이 균형을 잡게 되면 복부는 세로로 늘어나고
흉곽은 가로로 늘어난다. 그림(2)는 들숨 때의 모습인데 쉽게 파악할
수 있도록 조금 과장되게 그렸다. 느낌이 그렇다는 것이다. 하지만
그림에서 표시된 화살표는 실제 느낌보다 그 강도가 약한 것 같다.

을 할 때 횡격막은 상하로 움직이며, 폐에 증가된 공
기가 복부의 움직임에 따라 충분한 공간을 차지한다.
흉식 호흡을 해도 횡격막은 상하로 움직이지만 복식
호흡에 비해 그 움직임이 많지 않다. 복식 호흡을 하
면 몸이 고요해지며 에너지가 몸 아래쪽으로 끌려 내
려가기 때문에 명상에 적합한 호흡 패턴이라고 할 수
있다. 반면 흉식 호흡을 하게 되면 에너지는 위로 올
라가 활성화된다. 우리가 볼 때 이 두 호흡이 적절한
균형을 이루어야 몸이 안 정되는 것 같다. **그림 6-1**을
참조하라.

어머니 자궁의 압박과 지지를 받던 아이는 태어나
는 순간 새로운 형태의 압력을 받게 된다. 바로 담요,
수건, 삼베 등으로 받는 압박이다. 삼베 천을 통해 받
는 압박은 꽤 오랜 시간 지속되며, 수건과 담요가 아
이에게 가하는 압박은 생각보다 큰 편이다. 예전엔
아이를 담요로 꽁꽁 싸서 꼼짝도 못하게 했다. 하지
만 최근엔 태어난 아이를 담요 밑에 방치해놓기 보다
는 여러 종류의 요람에 태워 좀 더 움직임을 자유롭
게 만들어주는 분만법이 시행되고 있다.

어머니 자궁 안에 있는 동안에도 아이는 빛과 소리
에 노출되지만 그 강도는 매우 미미하다. 하지만 태
어난 후 아이에게 가해지는 이런 감각 자극의 강도는
증가하게 된다. 감각 자극이 갑자기 강하게 전해지면
아마도 아이에겐 일생의 트라우마 요인으로 작용하
게 될 것이다. 뱃속의 아이는 우리가 상상하는 것보
다 더 많은 소리를 듣는다. 산모의 자궁벽이 완전히
확장되어 얇아지면 빛과 소리가 침투하는 정도는 더
욱 커진다. 어쩌면 강한 자극을 피해 태중의 아이는
온 몸을 웅크리게 될지도 모른다.

접촉 자극이야말로 임신 한 달이 된 시기부터 아
이가 받는 최초의 자극이라 할 수 있다. 이 접촉 자극
은 탄생을 기점으로 엄청나게 달라진다. 태중의 아이
는 양수로 둘러싸여 있으며 자궁의 근육을 통한 자극
을 동시에 받는다. 어머니 몸 밖으로 나온 아이는 이
제 양수를 통한 접촉 자극은 더 이상 받지 못한다. 태
어난 순간 갑자기 면직물과 고무장갑의 자극뿐만 아
니라 기관 흡인기와 항문 온도계의 자극도 함께 받
게 된다. 피부 전체는 하나의 기관이다. 이렇게 민감
한 피부를 갖고 태어난 아이를 부드럽게 다루어야 한
다는 것은 누구나 아는 상식이다. 르부아예 분만법을
보여주는 영상에서는 아이의 탄생 순간이 아름답게
묘사되어 있다.[*]

태어난 아이에게 점진적으로 감각 자극을 주어야
한다는 생각이 담겨있는 책에서는 아이의 감각을 부
드럽게 자극해 깨우는 방법이 제시되어 있다.[**] 예를
들어 아이의 가슴에 부드럽게 입김을 보내거나 어머
니가 낮은 목소리로 아이를 부르며 호흡을 유도하게
하는 방법이 그것이다.

[*] 프레드릭 르부아예(Frederick LeBoyer)의 『폭력 없는 탄생』
    "Birth Without Violence"(New York: Knopf, 1973)을 참조하라.

[**] 미셸 오덴트(Michel Odent)의 『재탄생』 *"Birth Reborn"*(New
     York: Pantheon, 1984)을 참조하라.

새로운 환경에 노출되었을 때 받는 감각 자극의 질적인 변화는 이제 막 태어난 아이가 겪는 최초의 도전이다. 이러한 자극에 대처하는 방법에 따라 아이의 성격에도 영향이 간다. 아이는 특정한 자극을 받으면 조직을 수축하거나 회피반응을 보인다. 시스템에 충격이 가해진 아이는 살아남기 위해 자동적으로 방어기전을 발동시키는지도 모른다. 그런 의미에서 아이가 터트리는 첫 울음은 그 아이가 처음으로 터트리는 분노와 두려움의 표출일 수도 있다. 이렇게 탄생 초기의 감정적 자극은 결합조직에 각인된 채 죽는 날까지 이어지기도 한다.

CHAPTER 7
신생아 발달 과정에서 일어나는 일

아이의 발달은 태어난 순간 완료되는 게 아니다. 탄생과 함께 인간은 더욱 위대하고 어마어마하게 정교한 움직임 발달 단계로 이행하게 된다. 결합조직은 하나의 시스템이다. 이 시스템을 통해 인간은 움직임을 전달한다. 결합조직은 사실 구조적으로 가장 완결성이 결여된 시스템이다. 이 조직은 움직임에 대한 인체의 요구가 증가할수록 더욱 더 발달한다. 결합조직의 특정 부위를 많이 이용할수록 그 활용 능력은 더욱 높아지고 기술은 발전하게 된다. 다시 말해 움직이는 기술이 발달하면 할수록 더 넓은 영역의 움직임이 가능해진다. 피드백 시스템이 작동하게 되면 움직임의 범위는 더욱 증가한다. 이런 움직임의 가능성은 회로망이 분기하듯 몸 아래쪽으로 나선형을 그리며 전파된다. 피드백 시스템은 모든 살아있는 유기체가 지닌 독특한 특징 중 하나라고 할 수 있다.

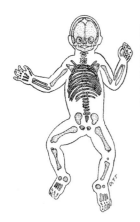

그림 7-1
신생아에서 뼈의 발달은 하지보다는 상지에 집중되어 있다. 이는 견갑골과 늑골 사이 공간을 골반과 다리 사이 공간과 비교해보면 뚜렷하게 확인할 수 있다.

임신 후반기 태아 몸의 근육, 결합조직, 그리고 장부의 움직임에 대한 정보가 매우 적다. 임신 3개월 후에 무슨 일이 일어나는지에 대해 발생학 관련 책자들은 대부분 태아의 외형 변화에만 주목한다. 꼬리 앞쪽에서 머리가 발달한다거나, 등 앞쪽에서 복부가 발달한다는 유형의 주장이 주를 이룬다. 이는 탄생 이후의 묘사에서도 마찬가지다.

신생아의 머리뼈와 가슴뼈는 상대적으로 다른 뼈에 비해 잘 발달되어 있다. 반면 골반은 주로 연골로 이루어진 작은 원반 형태를 하고 있다 **그림 7-1**. 요람 안에서 습관적으로 눕는 자세가 하지 구조에 큰 영향을 미치는데 이는 신생아의 고관절 연골의 변형 가능성이 크기 때문이다. 아이가 누울 때 주로 등을 뒤로 향하거나 배를 앞으로 향하게 되면 다리는 좌우로 벌린 형태가 된다. 이는 골반의 골화가 아직 완성되지 않았기 때문이며 다리를 모으는 데 관여하는 연부조직의 톤이 부족하기 때문이다.

태어난 이후 가장 크게 발달하는 근육은 엉덩이와 허리 주변의 근육이다. 대둔근이 특히 많이 발달하며 척추기립근도 점차 강력해진다. 반면 복부의 근육은 상대적으로 약하다. 내전근과 같이 다리를 안쪽으로 모으는 근육의 힘도 약하다. 아이를 강보로 감싸게 되면 양다리가 하나로 모아진다. 이때 강압적인 등척성 운동이 일어나는데, 아마도 이러한 자극이 고관절 균형에 영향을 미치는 것 같다.

성장 속도와 패턴에 따라 아이 몸에 스트레스가 가해지기도 한다. 몸을 사용하는 법을 배워가는 과정 자체가 그러한 스트레스를 만드는 요인이다. 대부분의 아이들은 요람에서 일어나기 시작하는 시기에 자신의 손과 팔의 근육을 활용해 몸을 밀어 올리는 동작을 한다. 이때 아이는 연골 상태를 벗어나지 못한 다리와 골반을 들어 올리는 데 상대적으로 발달한 손과 팔을 활용한다. 이제 막 일어서기를 하는 아이를 자세히 관찰해보라. 아이들은 하루 온종일 기를 쓰며 일어났다 앉았다, 손으로 몸을 밀었다가 무릎으로 바닥을 비비는 동작을 끊임없이 반복한다. 아이들이 골반 균형을 확보하는 탐험을 하고 있다는 사실을 두 눈으로 확인할 수 있을 것이다. 하지의 조직이 충분히 성숙해서 일어설 수 있을 준비가 충분히 갖추어지면 그 다음엔 문제될 게 없다. 그런데도 아직 충분한 조직 발달이

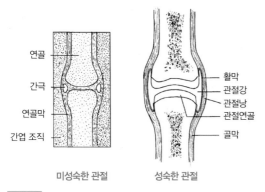

미성숙한 관절   성숙한 관절

그림 7-2
성숙한 관절에 비해 미성숙한 관절의 주된 차이점은 미성숙한 관절에서는 미성숙한 '뼈'가 여전히 인대 상태로 남아 있다는 점이다. 따라서 미성숙한 관절은 변형 가능성이 높아서 잘못 사용하면 불행하게도 장애로 발전할 수 있다.

일어나기 전부터 서두르게 되면 문제가 발생할 수 있다. 아이들은 일어서고자 하는 열망이 너무 강하고 부모들 또한 아이들만큼 성급하다. 하지만 충분히 성숙하지 못한 조직을 과하게 사용하게 되면 관절 모양을 물리적으로 변형시킬 수 있다 **그림 7-2**. 물론 습관적인 움직임만 취하며 제때 사용해야 할 관절을 온전히 사용하지 못하는 것도 문제다.

앞에서 근막 구조를 이야기 할 때 '움직임을 감당하기에 적당한 필요를 충족시키지 못하면 미성숙한 조직이 된다'는 말을 했다. 사실 근막뿐만 아니라 관절도 구조적으로 또는 그 사용 패턴에 있어서 미성숙한 상태가 될 수 있다. 뒤꿈치는 이에 대한 훌륭한 예를 보여준다. 뒤꿈치가 제대로 발달하지 못하면 발은 단지 종아리의 연결체로만 작용한다. 하지만 뒤꿈치가 잘 발달하게 되면 발과 종아리 사이에서 뒤꿈치가 지렛대 역할을 한다. 아이들은 보행을 시작하기 전까지 뒤꿈치 구조가 제대로 발달하지 않는다 **그림 7-3**. 아이의 하지에서도 기본적인 뼈와 조직은 보이지만 힘을 내는 근육조직이 아직은 제대로 발달하지 못한 상태이다. 보행을 막 시작하려는 아이는 뒤꿈치가 아니라 발볼을 활용해 일어선다. 이는 뒤꿈치가 바닥에 제대로 안착되지 않은 상태이고 또 관련된 근육들이 제대로 힘을 받지 못해 연결성이 떨어지기 때문이다. 이때엔 거골과 종골이 경골과 비골 사이에 쐐기처럼

박혀 있다. 하지만 점차 거골과 종골이 분리되어 자유로움을 확보하면 발달한 뒤꿈치를 활용해 바닥을 견고하게 지지하는 단계로 발전한다.

관절의 가동성이 제대로 확보되어야 해부학적으로 성숙했다는 정의를 내릴 수 있다. 관절이 미성숙한 상태라면 이는 단지 연부조직의 일종으로 볼 수밖에 없다. 관절에 적당한 탄성이 없고, 쉽게 요동한다면 움직임이 뼈와 뼈 사이를 '물처럼 흘러갈' 수 없다. 결국 움직임 범위가 제한되게 된다.

관절은 사용 빈도가 높아질수록 성장한다. 탄생 이후 아이는 발차기, 구르기, 여기저기 둘러보기 등과 같은 다양한 행동들을 통해 관절의 성장을 촉진시킨다. 하지만 이 단계에선 아직 보행을 할 수 없다는

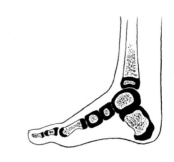

미성숙한 발(4세)

경골

거골

종골

성숙한 발

그림 7-3
미성숙한 발에서 보이는 짙은 검은색 외곽선은 연골을 나타낸다. 이 연골이 뼈로 발전한다. 두 사진에서 거골의 형태를 유심히 관찰해보라. 사용 빈도가 높아지고 골화가 진행됨에 따라 그 모양이 명료해진다. 종골의 위치변화도 주의 깊게 살펴보기 바란다.

사실을 알아야 한다. 인간은 걷기 전에 충분히 기기를 하지 않는다면 평생을 운동 협응력이 떨어진 상태로 지내게 된다. 이렇게 운동 협응력이 떨어진 아이는 두뇌의 발달에도 장애가 올 수 있다. 따라서 필요할 때 충분한 운동 능력이 발달하지 못한 아이는 자란 후에도 생각하고 읽고 보고 배우는 모든 과정에서 장애를 겪을 수 있다.

아이는 기기 단계에서 무릎과 고관절 바깥쪽에서 위쪽으로 허리까지 연결된 근막 구조를 활용한다 그림 7-4 . 기기는 어머니 뱃속에 있을 때 취하던 후만곡을 펴기 위해 필요한 단계이다. 그림 7-4 에 보이는 빗금친 부위를 능동적으로 움직여 신장시켜 놓아야 걷기 단계를 쉽게 넘어갈 수 있다. 기기 단계에서는 허리의 요추 전만곡이 발달하는 것 같다. 기기를 할 때 아이는 고관절과 무릎을 90도 각도로 움직이는데 이 과정에서 골반의 활용도가 증가된다. 결국 골반도 어깨와 복부 정도의 발달 수준에 도달하게 된다. 기기를 할 때 아이들은 양손과 양발뿐만 아니라 오른쪽과 왼쪽의 측면 움직임까지 동시에 연습하게 된다.

태어난 순간 아이의 골반과 다리는 일차적으로 연골에 가깝다. 상대적으로 팔은 조금 더 뼈에 가깝다. 이때는 늑골과 상부 척추도 요추와 천추에 비해서는 조금 더 뼈에 가깝다고 할 수 있다. 인간의 골격계에서 뼈로 바뀌어야 할 연골이 모두 뼈로 변화하는 사건은 20세에서 25세 사이에 이르러서 완료된다. 25세 이후에도 척추 마디 사이사이에 연골이 그대로 남는다. 하지만 이 연골은 변형 가능성이 높아서 쉽게 그 조성이 바뀔 수 있다. 자세 안정성이 깨지면 연골 조성을 쉽게 잃을 수도 있다는 뜻이다.

측만증이 심한 성인의 몸은 연골성 조직이 쉽게 변할 수 있는 극단적인 예이다. 측만곡이 심한 척추 사이사이에 있는 디스크에는 미네랄 성분이 침착되는데 결과적으로 부드러운 연골성 조직이 다소 딱딱하게 변한다. 디스크는 섬유연골로 구성되어 있으며 이는 일반 연골보다는 조금 더 그 밀도가 높고 섬유성분이 많다. 구조적으로는 섬유연골은 뼈에 가깝지만 조직학적으로는 연골과 뼈 조직 사이에 위치한다. 섬유연골 자체도 다양한 밀도의 스펙트럼을 지닌다. 뼈처럼 딱딱한 것도 있고 고무처럼 부드러운 것도 있

그림 7-4
Ⓐ 태아 자세, Ⓑ 배를 바닥에 대고 기기, Ⓒ 네 발로 기기, Ⓓ 서기

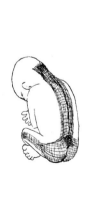
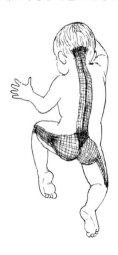
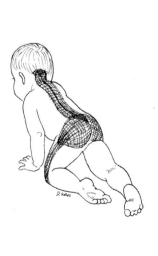
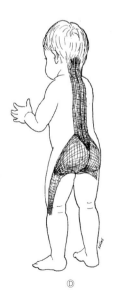

Ⓐ   Ⓑ   Ⓒ   Ⓓ

다. 하나의 결합조직과 다른 결합조직의 차이를 결정하는 것은 섬유의 양과 구조, 그리고 세포간질의 밀도이다. 특정한 범위 안에서 결합조직은 딱딱한 형태로 변형될 수도 있고 반대로 훨씬 유동적인 형태로 바뀔 수도 있다. 이러한 변화는 나이와 상관없이 가능하다.

성인의 결합조직 밀도가 역전될 수 있다는 것은 발생학적인 특징 중 하나이다. 견갑골의 각, 골반 상단부 등이 건처럼 부드럽게 느껴지는 사람이 있는 것이 그 증거이다. 이렇게 유동성이 증가한 뼈는 건과 인대의 기능을 하곤 한다. 인간은 누구나 몸무게가 가하는 스트레스와 살면서 받은 긴장으로 인해 몸 특정 부위가 변형되는 경험을 한다. 몸 여기저기에 짧은 '노끈' 같은 경결부위가 생기거나, 관절 사이에 '접히는' 부위가 만들어지는 것이 그 예이다. 또 균형이 깨진 견갑골과 고관절을 안정화시키려고 딱딱한 '밧줄' 형태의 조직이 나타나기도 한다.

이러한 일련의 문제는 중력에 저항해서 움직이려 할 때 더욱 커진다. 걷기 단계에 이른 아이는 손을 위로 뻗어 테이블이나 지지물을 잡으려 한다. 이 과정에서 여러 번 상체가 앞쪽으로 쏠리며 주저앉게 되는

데 이는 두 다리가 아직 몸을 똑바로 지지하기 어려운 상태이기 때문이다. 이때는 하체를 제대로 활용하지 못하기 때문에 그런 식으로 바닥에 앉을 수밖에 없다. 하지만 얼굴과 상체를 앞으로 떨어뜨리는 과정에서 다리 뒤쪽을 활용해 몸을 지지하고 균형을 유지하는 방법을 배우게 된다. 이런 서기 패턴이 어른이 되어서도 계속 이어진다면 문제가 될 수 있다.

아이의 팔을 위로 당긴 상태로 걸으면 아이는 다리가 약간 앞으로 이동된 채로 걸을 수밖에 없다 그림 7-5 . 다리가 몸통 앞쪽에 있게 되면 마치 몸이 뒤로 무너지는 느낌을 받는데 이러한 경향을 보상하기 위해 아이의 허리는 앞쪽으로, 어깨는 뒤쪽으로, 그리고 머리는 앞쪽으로 이동하게 된다. 무거운 기저귀를 찬 아이가 이런 식으로 걷게 되면 다리가 벌어지게 된다. 성인들 중에서도 머리를 앞으로 내밀고 발을 벌리고 팔자걸음으로 걷는 이들이 많다는 것은 매우 흥미로운 일이다.

이렇게 태어난 이후에 호흡하고, 구르고, 앉고, 물건을 잡고, 무언가를 찾고, 기어 다니고 걷는 일련의 모든 행동들은 미성숙한 아이 몸이 자립적인 구조로 변화하는데 핵심적인 자극 요소라고 할 수 있다.

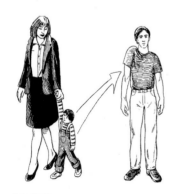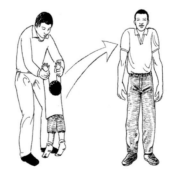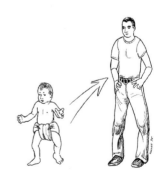

그림 7-5

명확하지는 않지만 아주 어린 시절부터 받는 미묘한 형태의 요구 또한 아이의 성장에 영향을 미치는 요소이다. 사람들은 보통 여자 아이와 남자 아이에게 뭔가 다른 기대를 한다. 아직 태어나기 전 어머니 뱃속의 아이에게도 '남자 아이'로 간주하고 하는 대화를 시도하는 게 보통이다. 아이들은 눈에 보이는 동작들을 잘 따라한다. "정말 귀엽지 않아요?", "아버지를 쏙 닮았네요." 등과 같은 말을 듣고 자란 아이들이 말의 의미를 안다면 그렇게 행동하려는 경향을 지니게 된다. 아이들은 가까이 있는 사람을 모방하면서 주의를 끄는 행동을 자연스럽게 시도한다. 내가 아는 한 여인이 있는데 그녀는 한쪽 다리에 수많은 상처를 지니고 있었다. "내가 3살 때 아버지를 따라 정원에서 많이 놀았는데 그때 한쪽 다리를 저는 아버지를 그대로 따라했다고 어머니께서 말씀해주셨죠." 그녀가 반복적으로 계속 상처를 입는 다리가 아버지가 절었던 다리와 같은 쪽이라는 건 놀라운 일도 아니다.

몸 사용법을 배우는 단계에 있는 아이는 다양한 가능성을 지니고 있다. 하지만 나이가 들어갈수록 이러한 가능성의 폭은 줄어든다. 좀 더 정교한 움직임이 발전하기 때문이다. 그렇기 때문에 아이가 아직 미성숙 상태일 때 하는 부적절한 모방과 지나치게 일찍 정교한 움직임을 하려는 시도는 관절을 비틀어 몸에 제한과 고정을 남긴다. 이 때문에 나이가 들어서 오히려 정교한 움직임을 하지 못하게 되거나 통증을 달고 사는 몸으로 발전할 수도 있다.

CHAPTER 8
근막 구조: '살아있는 해부학'의 표본인 척추

중배엽성 조직인 결합조직은 움직임을 전달하는 '기관'이다. 결합조직은 우리 몸의 구조적인 총체를 이룬다. 결합조직 중 경부조직과 연부조직은 모두 함께 모여, 아이다 롤프가 이야기 한 '구조의 기관'이 된다. 결합조직은 세포간질의 물리적 특성과 섬유의 밀도에 따라 다양한 용어로 불린다. 어떤 조직은 다소 딱딱하거나 부드럽고, 또 어떤 조직은 탄성이 있거나 단단하다. 결합조직은 발가락에서 머리까지 몸 전체를 지속적으로 연결해준다. 예를 들어, 뼈는 결합조직 전체에서 딱딱한 세포간질이 집중된 부위이다. 조직학적으로 뼈는 결합조직 전체와 연결성을 유지하고 있다.

근막 또한 결합조직의 특수한 조직 중 하나이다. 근막엔 섬유가 집적되어 있으며 근육의 표면에 주로 분포한다. 근막은 근육 사이에도 존재하며 표층 근육과 심층을 연결해줄 뿐만 아니라 가까운 근육을 그룹으로 묶어주는 기능도 한다. 우리는 막을 연결시스템으로 파악한다. 막은 골막-건-인대 등이 붙어있는 최심층부의 뼈에서서부터 피부 바로 아래의 표층막까지 확장되어 있다 그림 8-1. 이 섬유성 조직은 몸 전체를 흘러 다니다 흐름의 방향을 틀거나 흐름에 압박을 가하는 뼈의 튀어나온 부위 주변에서 힘을 이리저리 분산시키는 역할을 한다. 막은 몸을 감싸는 포장재라고 할 수도 있다. 이 포장재 덕분에 우리 몸의 외형이 갖추어지고 각각의 부위가 제 위치를 유지할 수 있다.

근육은 막 조직 내부에 놓여있다. 막 섬유가 근육을 침투해 들어가 근육 섬유를 그룹으로 묶어준다고 할 수 있다 그림 8-2. 근섬유는 신장되거나 수축된다. 이 과정에서 근막 조직에 내부 압력을 가한다. 근막은 텐트를 고정시키는 줄처럼 작용하며 뼈에 붙은 골막에까지 힘을 전달한다. 이 힘은 지속적인 움직임으로 표현된다. 습관적인 긴장이나 고정이 생기면 근막은 딱딱해지고 밀도가 높아지며 결과적으로 움직임을 전달하거나 근섬유를 신장시키는 기능을 제한하게 된다. 이는 태아뿐만 아니라 성인에게서도 마찬가지다.

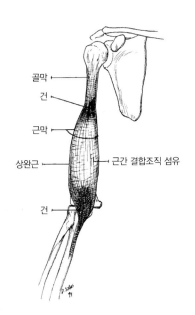

그림 8-1
막의 지속적인 연결성을 보여주는 상완근 그림이다. 골막과 건이 근막과 함께 이어져 있는 모습을 확인하라. 인대는 한쪽 뼈의 골막과 반대쪽 뼈의 골막을 다리처럼 이어주고 있다.

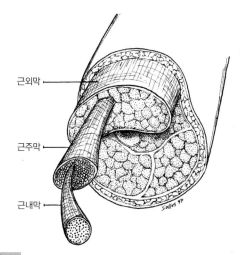

그림 8-2
상완을 자른 단면이다. 근섬유(점으로 표현)와 근육 그룹을 둘러싸고 있는 근막을 확인할 수 있다.

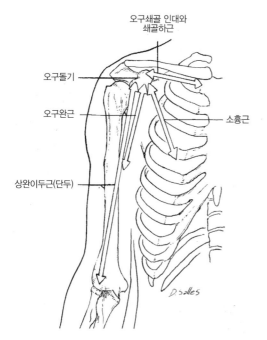

오구쇄골 인대와
쇄골하근

오구돌기

오구완근

소흉근

상완이두근(단두)

D. Salles

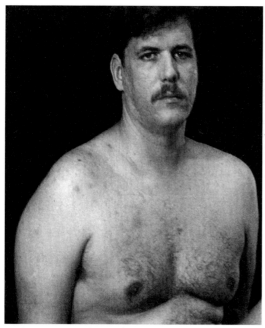

그림 8-3
사진에서 보이는 남자의 어깨 표면을 보면 막구조의 연결성을 확인할 수 있다. 피부 아래에 위치한 오구돌기를 중심으로 복잡한 형태의 힘이 집중되어 있음을 알 수 있다.

앞에서 이미 이야기 했지만 근막 구조에 습관적 긴장habitual tension이 발생하면 국소적으로 섬유아세포가 증가하거나 방향인력에 따라 섬유 분비가 촉진되는 현상이 발생한다. 이는 어른뿐만 아니라 태아에게서도 마찬가지다. 근막은 근섬유를 감싸고 있기 때문에 습관적 긴장으로 인한 고정이 발생하면 필연적으로 근육을 감싸는 막 전체가 질겨져 근섬유가 자유롭게 신장하고 수축하는 능력이 감소한다. 아이다 롤프가 개발한 기법인 롤핑에서는 이렇게 질겨진 근막 구조를 부드럽게 만들어 원래의 탄성을 되찾게 하는 것을 목표로 한다. 그렇다면 이렇게 질겨진 근막이 부드럽게 변할 수 있다는 사실을 믿을만한 근거가 필요하다.

근막은 뼈의 돌출부에 '걸려' 있다. 오구돌기를 보라. 이 뼈는 견갑골 위쪽에서 상체 앞쪽으로 돌출되어 있으며 겨드랑이 정도의 높이에 위치해 있다. 근막이 손, 팔, 가슴을 지나 목과 머리로 연속되어 지나가는 자리에 있는 오구돌기는 이들 근막 연속체가 펼쳐진 길목에서 흐름을 조절하는 역할을 한다 **그림 8-3**. 꼬리뼈도 오구돌기와 비슷한 갈고리 역할을 하며, 골반 바깥쪽에서 안쪽으로 펼쳐진 근막 연속체의 중간에서 이들의 연결성을 조절한다. 이러한 갈고리 구조는 뼈와 근막이 서로 영향을 주고받으며 움직임의 방향을 바꾸거나, 그 움직임을 안정화시키고 증폭시키는 역할을 한다. 이러한 구조물이 제대로 기능하지 못하면 움직임의 제한 또는 고정이 생길 수밖에 없다.

갈고리(Hooks, 근육의 부착부위는 대부분 갈고리 구조를 하고 있다. 돌기, 조면 등의 이름으로도 부르지만 여기서는 갈고리 구조로 총칭한다. – 옮긴이) 구조는 근막이 주로 부착되는 부위이다. 예를 들어, 오구돌기에는 상완과 전완을 이어주는 근육이 부착된다. 반면 꼬리뼈는 작게는 다리에서 오는 근육을 몸통과 이어주는 역할을 한다. 하지만 꼬리뼈가 오른쪽이나 왼쪽, 또는 안쪽이나 표층으로 심하게 이동하게 되면 다리의 스윙 패턴에 악영향이 간다. 꼬리뼈가 하체의 움직임에 중요한 역할을 한다는 사실을 알 수 있다. 아이들은 종종 꼬리뼈 손상을 당하는데 이를 쉽게 무시하는 경향이 있다. 꼬리뼈에는 보조기를 넣기가 어렵기 때문에 치료하기가 쉽지 않다.

뼈의 갈고리 구조뿐만 아니라 넓은 면도 결합조직과 광범위하게 만난다. 장골능이나 12번 늑골 그리고 정강이뼈 등이 그 예이다. 뼈의 넓은 면에 부착될 때는 일반적으로 좀 더 표층의 연부조직이 붙게 되고, 갈고리 구조처럼 뼈의 좁은 면이나 돌출부에는 심층의 연부조직이 부착되어 방향전환을 하게 된다.

이렇게 뼈와 근막이 서로 상호작용하는 데에는 그럴만한 이유가 있다. 뱃속의 아이는 한창 성장이 진행되는데 이때에 자라나는 뼈가 결합조직에 방향인력 스트레스를 가하게 된다. 만일 좌골 결절처럼 단일한 돌출부에 부착되는 햄스트링 근육이 방향인력을 받으면 밧줄 같은 구조로 근육이 모아지게 되고, 복횡근처럼 복부를 넓게 감싸는 근육 주변에선 넓은 면을 갖는 근막 구조가 발전하게 된다.

'부착 부위'는 단일 근육이나 근육군이 만들어내는 움직임을 조절하는 부위이다. 이때 근막이 이 기준점을 지나쳐 계속 이어진다는 사실을 기억하는 게 중요하다. 부착부는 움직임의 질을 결정한다. 우리가 특정한 동작을 취할 때 그 힘의 정도를 결정하고 에너지의 흐름을 몸의 다른 부위에 전달하는 것도 바로 이 부착부이다.

이상적인 움직임이 이루어지려면 하나의 동작이 팔, 다리, 머리 등으로 막힘없이 흘러가야 한다. 움직임이 척추를 타고 파도처럼 흘러서 몸의 다른 부위로 전달되어야 한다. 예를 들어, 건강한 사람이 팔을 움직이면 그 흐름은 목을 통해 머리로 파도처럼 연속적으로 이어진다. 그런데 종종 이러한 움직임에 장애가 발생한다. 나이든 여인한테서 보이는 과부의 혹 dowager's hump이 바로 그 예이다. 이 과부의 혹은 흉추와 목 사이에 생겨 만성적인 고정 패턴을 만들고 움직임의 흐름을 방해하는 요소로 작용한다 그림 8-4 .

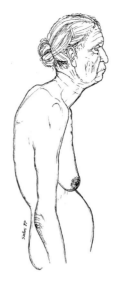

그림 8-4
과부의 혹(Dowager's hump)

척추에서는 다양한 움직임이 교차하기 때문에 움직임 장애도 많이 일어날 수밖에 없다. 따라서 우리가 '살아있는 해부학'이라고 부르는 이 척추 구조에 대해 조금 더 자세하게 살펴 볼 예정이다. 척추는 186개의 관절로 이루어져 있고 우리 몸의 모든 움직임에 관여한다. 이는 호흡을 할 때 잘 드러나는데 많은 이들이 호흡을 하나의 '움직임'이 아니라고 생각한다. 척추 하나의 마디마다 3개에서 4개 정도의 관절이 존재한다. 흉추는 12개 마디가 모두 늑골과 3개의 관절을 이룬다. 추체 사이에는 디스크가 있다. 보통 이 디스크를 진짜 관절이 아니라고 여기는 이들도 있지만 기능상 관절로 분류할 수 있다. 이러한 관절 하나 또는 그 이상에서 고정 패턴이 발생하면 척추 전체 움직임에 제한이 올 수밖에 없다 그림 8-5 .

그림 8-6 을 보면 척추뼈와 근육, 근막을 확인할 수 있다. 척추는 위아래로 분리되며 몸에서 일어나는 모든 움직임을 받아 회전 운동을 한다. 척추는 나선형으로 움직이면서 전체적으로 늘어나거나 짧아지며 몸의 회전을 통합하는 역할을 한다. 가동성이 살아있는 척추에서 일어나는 나선형 운동은 전체적으로 상하 스프링 운동이 일어나는 것처럼 보인다. 척추를 가른 단면에 보이는 결합조직의 배열을 보면 이러한 나선형 패턴이 왜 일어나는지 확인할 수 있다. 척추

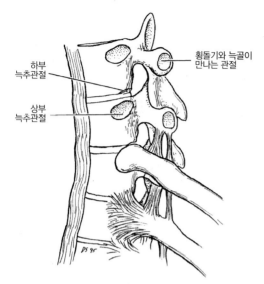

그림 8-5
흉추는 각 마디 사이에도 관절이 있지만 늑골과 관절을 이루고 있어 그 복잡성의 수준이 한층 높다.

하부 늑추관절

상부 늑추관절

횡돌기와 늑골이 만나는 관절

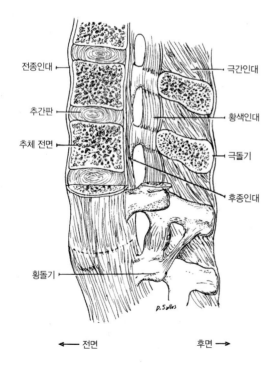

전종인대

추간판

추체 전면

횡돌기

극간인대

황색인대

극돌기

후종인대

← 전면   후면 →

그림 8-6
요추 주변의 인대를 확인할 수 있는 단면도. 섬유 배열이 복잡하다.

각 마디 사이에서 발생한 움직임이 나선형으로 결합조직을 통해 척추 전체에 전달된다.

척추는 호흡을 할 때뿐만 아니라, 심장이 뛰고, 혈액이 돌고, 두개천골리듬이 전해질 때에도 항상 움직인다. 예를 들어, 호흡을 할 때 숨을 들이쉬면 척추의 길이는 전체적으로 늘어나며 만곡이 줄어들고, 숨을 내쉴 때에는 그 길이가 줄어들며 만곡은 정상 상태로 되돌아간다 **그림 8-7**. 척추뼈와 근육, 그리고 이를 둘러싸고 있는 근막 조직은 그 어떤 것도 '휴식'을 취하진 못한다. 척추는 끊임없이 움직이는 구조물이다.

움직임이 역동적으로 변하면 척추 주변의 결합조직은 척추를 조금 더 긴밀하게 둘러싼다. 척추가 가만히 있을 때 결합조직은 일차적으로 수직 상태의 안정된 자세를 유지하다 움직임이 커지면 척추와 그 주변 근육을 좀 더 나선형으로, 좁은 범위에서 감싸게 된다는 말이다. 근섬유는 테니스채를 움직일 때와 같이 단방향성을 지니지만, 결합조직은 기본적으로 탄성 되돌이elastic recoil 특성을 갖고 다방향성을 갖는다. 탄성 되돌이 특성을 지닌 결합조직은, 그러므로 척추에 다양한 방향의 파동을 전파시키는 역할을 한다. 결합조직이 척추를 긴밀하게 묶어주면서도 움직임을 큰 비율로 증폭시킬 수 있는 것도 바로 이러한 특성

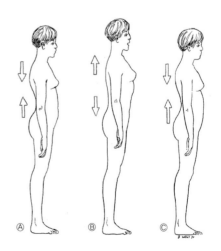

Ⓐ   Ⓑ   Ⓒ

그림 8-7
Ⓑ 들숨, Ⓒ 날숨

때문이다. 결국 움직임이 일어날 때 그 뒤에 잠재된 힘이 크면 클수록 결합조직의 관여도가 커진다. 동작이 빨라지면서 동시에 좀 더 부드럽고 통합된 형태로 발전할 수 있는 이유가 바로 이 때문이다.

근섬유가 수축하면 결합조직은 좀 더 근육과 척추를 긴밀하게 감싸는데, 역설적이게도 이러한 경향성이 척추를 신장시키게 된다. 반대로 근섬유가 이완되면 결합조직도 탄성 되돌이 특성에 따라 이완되며 움직임을 척추와 몸 전체로 전달한다. 이렇게 움직임이 파도처럼 전파되어야 그 연속성이 유지되며 흐트러진 움직임이 아닌 좀 더 부드러운 형태의 움직임이 나타난다.

결합조직이 지닌 탄성 되돌이 효과는 결합조직 매트릭스connective tissue matrix 내의 섬유 배열로부터 비롯된다. 콜라겐 섬유 자체는 탄성이 없지만 이들이 서로 비틀리고 꼬여 탄성을 만들어내는 것이다. 하지만 이들 섬유가 지나치게 한 부위에 밀집되거나 배열 방향에 문제가 생기면 탄성은 분산될 수밖에 없다. 이게 바로 결합조직의 경결 또는 뭉침이다. 이러한 경결 부위는 촉진 가능하며 무언가 제한된 느낌을 만들고 때로는 통증을 발생시킨다.

결합조직 매트릭스의 물리적 특성은 움직임을 전파시키는 데 중요한 역할을 한다. 결합조직 내부에는 섬유가 존재하며 이들은 고도로 조직화되어 있다. 세포간질엔 단백질이 녹아있는데 이러한 물질은 온도 변화에 따라 그 속성이 변한다. 즉, 따뜻한 온도에서는 액체에 가까우며(솔sol 상태), 온도가 내려가면 밀도 높은 고체에 가깝게(젤gel 상태) 변하는데 이러한 물질을 콜로이드colloid라 한다. 젤라틴gelatin이 콜로이드의 대표적이 예이다.

몸의 특정 부위가 움직임을 통해 자극받지 않으면 그 밑에 놓인 긴장된 근육은 고정 패턴을 지닌 채로 잘 풀리지 않는다. 만성 긴장이 있는데 움직임까지 떨어진 근육엔 결국 혈액 공급이 차단된다. 혈액 순환이 제대로 되어야 조직에 열과 양분이 전달되며 노폐

물질이 제거된다. 하지만 말초 혈관으로의 혈액 순환이 감소하게 되면 콜로이드 매트릭스는 솔에서 겔 상태로 변하게 된다. 결합조직은 점차 아교 같은 물질로 변하게 되어 움직임의 고정이 생긴다. 앞에서 이야기했듯 조직 자극이 있는 곳엔 섬유가 증식한다. 순환은 떨어지고 긴장성 자극이 있는 곳엔 당연히 조직이 두터워지며 섬유 침착이 일어난다. 결국 움직임이 떨어지고 두툼한 통증성 조직이 만들어진다.

이러한 종류의 경결 조직은 수기요법manipulative techniques과 움직임 테크닉movement techniques을 통해 역전시킬 수 있다. 이 요법들을 사용하면 변형된 결합조직 매트릭스의 물리적 속성이 빠르게 변한다. 결합조직 매트릭스의 유동성이 살아나게 되면 움직임 패턴이 바뀌게 되고, 움직임의 질이 향상되면서 경결된 섬유의 밀도와 방향성도 변하게 된다. 수기요법은 변화를 가속화시키며, 움직임 테크닉이나 적절한 스트레칭 기법이 가해지면 더 나은 결과를 얻을 수 있다. 어떤 경우에도 중력선gravity line에 따른 신체의 포지셔닝positioning을 증진시켜야 결합조직 섬유의 밀도 변화에 긍정적인 영향을 미칠 수 있다.

결합조직 매트릭스는 조직 복원에 있어서 중요한 요소이며, 고정패턴을 만드는 주된 요인이 되기도 한다. 고정패턴은 덩어리 형태로 되어 있어 촉진이 가능하며, 조직에 제한을 가하는 가장 큰 문제 요인이다. 결합조직 매트릭스에 고정패턴이 형성되어 생긴 경결 조직은 뼈에 가까운 위치에 형성되며 새로운 형태의 움직임을 방해하곤 한다. 견갑골 바로 아래쪽이나 척추의 극돌기에 형성되는 딱딱한 경결 조직이 그 대표적인 예이다. 이렇게 형성된 조직은 대부분 매우 민감해 만져보면 아프고 딱딱하다. 큰 근육이 지나가는 체표면이나 근육이 부착하는 부위에도 이러한 경결 조직이 자주 발생한다 그림 8-8 .

관절 개념에 대해서는 22장에서 조금 더 상세히 설명하기로 한다. 다만 척추 사이 관절뿐만 아니라 인체에 존재하는 대부분의 관절에 존재하는 활액은 그 조성이 세포간질과 비슷하다는 사실에 대해서는 여

기서 언급할 필요가 있을 것 같다. 뼈와 뼈가 만나 관절을 이룬다고 해서 이들 뼈가 서로 직접적인 접촉을 하고 있는 것은 아니다. 이들 사이에는 액체가 존재한다. 사실 뼈는 각자에 대해 상대적으로 '떠 있다.' 척추 주변의 결합조직이 압박을 가하면 활액낭은 길어지며 동시에 두터워진다. 이때의 힘에 의해 추체가 서로 밀려난다 **그림 8-9**. 결합조직이 서로 가까워지면 관절활액이 압박을 받으며 이 힘에 의해 척추는 전체적으로 늘어나게 된다.

이러한 생각은 인체 구조를 바라보는 새로운 그림을 제공한다. 결합조직은 구조를 지지해주는 요소이다. 뼈들은 공간을 제공하고 결합조직의 서로 다른 부위를 이어주며 위치 설정을 해준다. 뼈가 인체 구조를 지지하는 요소가 아니라, 결합조직이 바로 그러한 기능을 수행한다. 인체 구조를 바라보는 이 새로운 모델에서 근육은 움직임에 방향을 제공하는 에너지원이다. 근육은 움직임을 구동시키는 역할을 한다.

전통적인 해부학에서는 뼈가 구조를 지지하는 요소로 묘사된다. 하지만 테이블 다리가 테이블을 지지하는 것처럼 뼈가 인체를 지지하는 것은 아니다. 뼈

와 뼈가 서로 접촉하고 있지 않기 때문에 뼈가 구조를 지지하는 것은 불가능하다. 테이블이나 집처럼 정적인 구조물과 인간처럼 동적인 구조물은 그 구조를 지지하는 요소가 다를 수밖에 없다. 인간이라는 동적인 구조물에서 지지력은 결합조직의 구성과 배열에 의해 결정된다. 우리가 움직임이 '지지 받는다'고 말할 때는 조직 그룹들 사이에 서로 상호작용하며 균형을 이룬다는 사실을 전제로 하고 있다. 탄성을 지닌 결합조직이 근육과 뼈를 지지하며 상호 균형을 이루게 된다는 말이다.

척추에서와 마찬가지로 모든 관절들은 결합조직이 감싸서 지지하는 동안 신장되며 동시에 움직인다. 이러한 현상이 제대로 일어나려면 결합조직에 탄력 resilience이 존재해야 한다. 이때의 탄력은 매우 편안하게 느껴져야 하는데, 이를 생리학적으로는 톤tone이 좋다고 표현한다. 운동 전에 워밍업을 하면 결합조직의 탄력을 높일 수 있다.

움직임을 물리적으로 지지한다는 개념은 근육 보다는 결합조직배드connective tissue bed라는 용어를 활용했을 때 더욱 단순해진다. 인체가 움직이게 되면 전체 결합조직 구조에 형태 변화가 생긴다. 움직임이 발생한 부위에서 퍼져나간 잔물결이 멀리 떨어진 부위까지 퍼져나가 더 큰 변화로 이어진다. 이때 뼈는 반구형 돔처럼 공간을 만들어주는 요소이다. 이를 잘 보여주는 단순한 예가 바로 텐트다. 텐트는 폴대가 구조를 받쳐주며 양쪽에서 로프가 장력 균형을 이루어 그 형태를 유지한다.

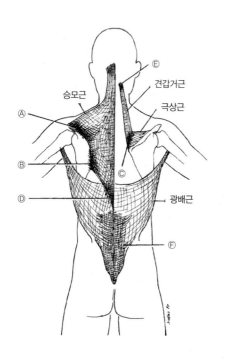

그림 8-8

막이 결체되어 만들어지는 경결 조직은 '통증'을 수반하며 특히 다음과 같은 부위에 빈번하게 형성된다.
Ⓐ 승모근과 견봉이 만나는 부위
Ⓑ 승모근과 견갑골극이 만나는 부위
Ⓒ 극상근과 견갑거근이 교차하는 견갑골의 상각 부근
Ⓓ 요추와 흉추가 만나는 부위, 승모근과 광배근이 교차하는 부위
Ⓔ 견갑거근이 후두골과 만나는 부위
Ⓕ 요천추 연접부와 광배근이 만나는 부위

승모근

견갑거근

극상근

Ⓐ

광배근

Ⓑ

Ⓒ

Ⓓ

Ⓔ

Ⓕ

땅 위나 의자 위에 서서 지지력을 받을 때 인간은 뭔가 편안함을 느낀다. 이때의 지지력은 밑에서 위로 향한다. 하지만 살아있는 생물에서 지지력은 밑에서 뿐만 아니라 위에서도 전해진다. 발가락이 지지하는 것처럼 인체에서는 머리와 손가락도 지지 요소 중 하나이다. 목이 적절한 길이를 확보하고 그 위에 머리가 알맞은 형태로 거리를 확보하고 떠 있어야 몸 전체의 통합된 움직임이 발생하는 것이다.

결합조직배드에 탄력이 없다면 국소적으로나 전체적으로나 고정 패턴이 습관화 될 수밖에 없다. 이는 순차적으로 관절가동범위의 감소뿐만 아니라 에너지 손실로 이어진다. 물리치료사들은 대부분 이러한 손실을 치료하는 역할을 한다. 롤핑도 이 문제에 접근하는 데 잘 알려진 요법 중 하나이다. 결합조직의 탄력을 높이기 위해 롤핑에서는 중력선과 인체의 관계성을 증진시킬 수 있도록 '재교육'하는 방법을 쓴다.

롤핑과 마사지 요법은 둘 다 직접적인 테크닉이다. 지압, 침술, 발반사 요법은 결합조직의 에너지 흐름을 좋게 하는 역할을 한다. 트라거 메소드처럼 수동적인 방법이나 다른 형태의 능동적인 움직임 요법들, 또는 롤핑 무브먼트나 알렉산더테크닉, 펠덴크라이스 기능통합처럼 능동적이면서도 수동적인 기법이 결합된 움직임 개선법들도 있다. 올바르게 시행된 움직임 요법들을 배우면 결합조직의 톤과 길이를 증진시킬 수 있다. 요가와 태극권, 수영 등은 결합조직의 톤을 활성화시키는 운동이다. 하지만 과도하게 시행하면 부작용이 생겨서 결합조직을 딱딱하게 하거나 수축시키게 되니 주의해야 한다.

그림 8-9
결합조직이 관절을 감쌀 때 척추가 늘어나는 모습을 보여주는 그림이다. 결합조직 섬유의 방향이 바뀌는 모습을 확인하라. 척추가 늘어나면서 동시에 수직으로 길어지는 모습이 보인다.

요추

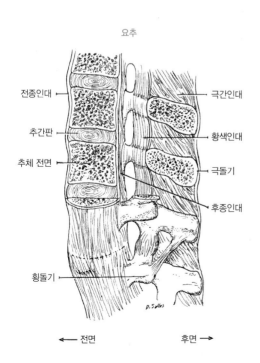

전종인대
추간판
추체 전면
횡돌기

극간인대
황색인대
극돌기
후종인대

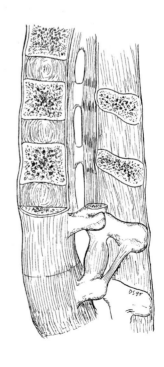

← 전면   후면 →

CHAPTER 9
움직임과 중력

몸의 한 부위가 움직이면 전체가 이에 반응하고, 인체의 움직임 대부분은 항상 지지기반base of support을 중심으로 일어난다. 예를 들어 앉은 자세에서 일어날 때는 엉덩이부터 움직임이 구동되는 게 이상적이다. 이 움직임을 분석해보자면 다음과 같다. 우선 앞으로 몸을 기울여야 한다. 이때 골반은 앞으로 돌아가고 치골은 아래쪽으로 조금 내려가 의자 방향으로 가까워진다. 동시에 꼬리뼈는 위쪽으로 올라가 의자에서 멀어진다 그림 9-1. 이때의 움직임은 스프링과 닮았다. 골반에서 시작된 움직임은 빠르게 위로 머리까지 올라가고 아래로는 발까지 전해진다. 전방낙하모션falling-forward motion은 몇 초 안에 빠르게 나타나지만 몸이 앞으로 이동하는 동작에서는 항상 먼저 발생한다. 이때 골반은 전체적으로 약간 넓어진다. 천장관절 사이 공간이 넓어지며 치골결합을 중심으로 치골도 벌어진다. 결국, 상대적으로 움직임이 없다고 여기는 골반뼈 전체가 확장된다.

걸을 때 인간은 발에 있는 관절을 활용해 지면을 밀면서 앞으로 나아간다 그림 9-2. 이렇게 지면을 미는 동작은 아주 짧은 시간에 이루어지며 발목으로 그 힘이 전달된다. 발뒤꿈치가 뒤로 미끄러지는 동안 위쪽의 정강이뼈는 앞으로 이동하고 이때 발의 가로 공간이 늘어난다. 동시에 발과 발목 사이의 세로 공간도 확장된다. 다시 한 번 말하자면, 발로 지면을 미는 동작은 신장lengthening에 의해 이루어지는 움직임이다. 정강이뼈가 앞으로 이동하면 몸의 다른 부위도 모두 앞으로 움직인다. 몸의 특정 부위가 뒤로 젖혀져 있지 않다고 한다면, 이상적으로는, 몸 전체가 전방낙하 하는 움직임이 보인다.

걸을 때도 그렇지만, 특히 달릴 때 다리에 엄청난 충격이 가해진다. 이러한 충격을 완화시키기 위해 발이 지면과 접촉할 때 발을 구성하는 뼈들 사이의 공간이 확장되어 전체적으로 길이가 신장된다. 반대로

발을 지면에서 들어 올리면 그 공간은 협소해지고 발에는 아치가 생긴다. 발이 지면에 닿을 때 뒤꿈치에서 발가락까지의 직선적인 길이만 늘어나는 게 아니라 발의 내측에서 외측까지의 가로 길이도 늘어나며 쿠션 역할을 하는데, 이는 발 구조를 보호하는 힘뿐만 아니라 다음 스텝을 예비한 스프링과 같은 탄성을 제공한다. 이때의 스프링 운동은 결합조직이 관절을 감싸서 신장시키는 힘 때문에 발생한다. 다리는 움직일 때 길어진다. 지면(지지기반)을 기준으로 몸을 앞으로 기울이면 다리의 모든 관절들이 신장하며 앞으로 이동하게 되는 것이다.

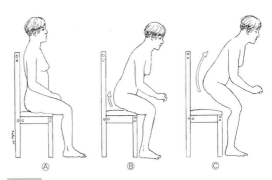

그림 9-1
의자에서 일어서기

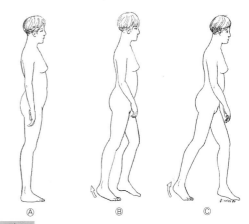

그림 9-2
걷기

움직임이 발생하면 고관절은 늘어나면서 동시에 넓어진다. 결합조직이 대퇴골두와 관골구 사이를 감싸게 되면 대퇴골두가 약간 밖으로 밀려나서 아래로 떨어진다. 이는 골반에서 일어나는 세 가지 움직임 중 두 가지를 자유롭게 만들어 주는 역할을 한다. 골반에서는 전방락킹rocking forward, 후방락킹rocking backward, 좌우락킹rocking from side to side 이렇게 세 가지 움직임이 일어난다. 이 중 세 번째 좌우락킹을 스위블링swiveling이라고 하며 천골과 장골 사이 움직임이 자유로울 때 발생한다.

지지기반이란 움직이지 않는 면을 말하지만 여기서부터 움직임이 시작된다. 이상적인 몸은 움직임에 대해 자유롭게 반응한다. 하지만 이러한 자유로움을 보통은 쉽게 인지하지 못한다. 예를 들어 보행시 우리는 몸을 신장시키며 움직이는 게 아니라 특정 부위를 수축한 상태로 움직인다. 다리를 고관절 방향으로 끌어 올려 긴장된 상태로 걷거나, 고관절이 고정된 상태로 걷기도 한다. 이때 굳어있는 고관절은 몸 내부의 지지기반 역할을 한다. 다리가 끌려 올라간 상태로 있으면 고관절은 압박을 받아 짧아진다. 그리고 이러한 압박패턴은 몸 전체로 퍼져나간다. 거위 걸음(goose step, 북한 군인들이 행진할 때 무릎을 굽히지 않고 발을 높이 들며 나아가는 모습을 상상해보라. — 옮긴이)은 걸을 때 이러한 압박패턴이 과도하게 몸에 각인된 결과이다.

걸을 때보다 조깅을 하거나 달리기를 할 때 '몸을 앞으로 기울이는 움직임'이 더욱 크게 관여한다. 몸을 앞으로 얼마나 기울이느냐에 따라 걷기와 달리기 속도가 결정된다는 뜻이다. 그런데 몸을 자연스럽게 앞으로 기울이는 동작은 대부분 쉽게 하기 어렵다. 왜냐면 인체는 있는 그대로의 자연스러운 움직임이 일어나도록 내버려두는 일에 저항하는 경향이 있기 때문이다. 인간은 앞으로 이동할 때 무언가를 통제하고 있다는 느낌을 갖기 위해 어깨를 뒤로 수축하고, 엉덩이도 뒤로 빼며, 척추도 뒤쪽에 고정시키려 한다. 걷거나 달릴 때 척추를 꼿꼿이 세우고 긴장된 상태로 움직이는 게 바로 이러한 경향이 과도하게 몸에 남은

결과이다. 이렇게 체간을 뻣뻣한 상태로 움직이면 다리는 몸통 앞에 위치하게 되며 몸은 뒤로 기울어진 상태로 움직이게 된다.

반면 몸을 신장한 상태로 움직이게 되면 관절은 열리고 동시에 길어진다. 처음엔 발목이 열리고 순차적으로 제한된 범위 안에서 적절한 형태로 무릎 관절이 열린다. 이 움직임은 다른 모든 관절로 이어진다. 관절이 자유롭게 열린 상태에서 움직이게 되면 보행시 몸 전체로 파동이 물결처럼 전해져 머리까지 올라간다.

많은 이들이 머리를 마치 몸과 따로 떨어져 독립적으로 움직이는 물체처럼 간주한다. 척추의 끝에 두개골이라는 조금 더 커다란 척추 마디가 하나 더 올라가 있다고 생각하면 몸을 동적으로 바라볼 수 있다. 이러한 이미지는 머리가 나머지 척추와 어떻게 하나의 '라인'을 이루며 움직이는지 상상하기 쉽게 해준다. 척추가 스프링처럼 움직인다면 머리는 그 끝에 위치한다. 하부의 움직임은 척추를 타고 파동처럼 위로 전달되며 머리를 거쳐 방출되어야 한다. 하지만 몸 특정 부위에 고정패턴이 존재한다면 발목과 뒤꿈치, 머리와 목처럼 몸의 끝부분에 안 좋은 영향을 미친다. 물론 몸의 말단에서 생긴 고정패턴이 다른 부위로 전해지기도 한다. 사람들은 무언가 생각을 하거나 집중할 때 머리를 뻣뻣하게 긴장하는 습관이 있는데 이때 생긴 고정패턴도 척추를 타고 아래로 내려와 다리까지 전달되어 걸음을 무겁게 만드는 요소가 될 수 있다. 다시 말해 우리는 무언가 생각에 잠길 때마다 발뒤꿈치에 무게를 더하고 있는 것이다.

일상적인 생활에서의 움직임을 해부학적인 용어로 분석하며 생각하는 이들은 많지 않다. 여기서는 통제된controlled 움직임과 허용된allowed 움직임이라는 용어로 움직임을 살펴보도록 하자. 머리를 목 위에서 뻣뻣하게 고정시킨 채로 움직이는 것은 통제된 움직임이다. 인간은 머리가 앞으로 떨어지는 것에 대해 두려워하는 경향이 있다. 결과적으로 머리를 꼿꼿하게 세운 상태로 걷는데 이는 무의식적인 두려움에 대한 일반적인 반응이라고 볼 수 있다. 뇌가 다

칠까봐 또는 뇌 속의 생각이 흐트러질까 두려워 머리를 항아리처럼 세우며 두려움을 피해보려 하는 게 인간의 본능이다. 무언가에 집중할 때도 자동적으로 머리에 고정패턴이 발생한다. 이는 머릿속에 담긴 이미지를 상실할까 두려워서 그런 것이다. 인간은 바깥에 있는 사물을 바라볼 때뿐만 아니라 내부로 의식을 향해 상상속의 그림을 바라볼 때에도 머리를 가만히 정지시킨다. 이는 사실 인간의 능력을 잘못 활용하는 예인데 매우 빈번하게 발생하는 통제된 움직임이다.

허용된 움직임은 통제된 움직임과는 다르다. 우리는 자신만하게 걸으면서 뇌가 다칠까 염려하지 않는다. 움직이는 영상을 보면서도 그걸 모두 다 볼 수 있다고 확신한다. 일 초에 24 프레임이 지나가는 영상을 보면서도 그것을 보고 이해하는 게 가능하다. 자신이 움직이는 매 순간을 통제하지 않아도 된다. 움직임을 흡수하고 또 자연스럽게 일어나도록 그냥 내버려두어라.

구조가 기능을 결정한다는 말이 있다. 이는 기능이 구조를 결정한다는 생각과 반대되는 개념이다. 아이다 롤프는 구조가 기능을 결정한다는 오래된 개념을 확장해 거기에 의미를 부여했다. 우리는 결합조직 모델을 활용해 구조적으로 비슷한 팔과 다리가 기능적으로는 서로 다른 부위라는 개념을 정교하게 다듬을 수 있었다. 팔과 다리 모두 몸통에 붙어 있다는 구조적 유사성이 있지만 그 필요성과 활용도에 따라 기능적 차이가 발생한다. 다리는 주로 직선적인 트레킹에 적합하도록 구조화되어 있다. 다리는 앞뒤로 움직여야만 하는 필요성 때문에 모든 관절들에 과도한 회전이 일어나지 않는 구조를 갖추고 있다. 반면 팔과 어깨는 회전 운동을 잘할 수 있도록 모든 관절이 가동성에 최적화되어 있다. 이는 신장lengthening이라는 개념이 매우 다른 형태로 적용된 예이다.

따라서 다리의 결합조직 구조는 팔의 그것과는 다르다. 다리의 결합조직은 안정성을, 팔의 결합조직은 유연한 탄성을 확보할 수 있도록 구조화되어 있다. 견

갑대와 쇄골은 결합조직 안에 자유롭게 떠 있는 것이 이상적이다. 하지만 골반뼈와 하지는 좀 더 밀집 구조를 하고 있다. 다리는 움직임을 구동시키지만 팔은 인체에서 일어나는 다양한 움직임에 자유롭게 반응할 수 있게 되어 있다. 태극권은 하지와 골반에서 움직임이 구동되면 팔은 리본이 풀리듯 자연스럽게 흘러가듯 움직인다는 생각을 바탕으로 고안된 무예이다.

우리는 다리와 팔에서 결합조직의 구성이 서로 다르다고 생각한다. 특히 전완과 하퇴의 골간막 interosseous membranes 구조가 서로 다른 것 같다. 전완에 있는 골간막은 좀 더 탄성을 지니고 있어야 한다. 그래야만 손을 다양한 방향으로 회전시킬 수 있다. 반면 하퇴의 골간막은 하체를 지지할 수 있도록 밀도가 높아야 하며 걸을 때 경골과 비골 사이의 회전을 통제할 수 있어야 한다. 이렇게 팔과 다리에서 섬유 밀도와 배열 상태뿐만 아니라 세포간질의 물리적 속성 또한 달라져야 이들이 압력에 저항하는 능력에서 차이점이 생기게 된다.

인간은 중력 안에서 살아간다. 무게를 느끼며 지면 위에 서 있다. 이러한 중력 속에서 인체가 취할 수 있는 최선의 선택은 지면과 수직을 유지하는 것이다. 하지만 이때의 수직 개념은 넌센스다. 왜냐면 인체는 끊임없이 움직이기 때문이다. 도무지 정적인 형태로 지면과 수직을 유지하는 게 불가능하다.

걸어갈 때 몸은 직선으로 곧게 움직이는 것도 아니다. 모든 동작은 사선으로 이루어지며 이러한 사선 움직임은 균형을 이루고 있다. 항상 움직이고 있는 몸에서는 기능적으로 수직이 유지되며 교차동작 cross-movements 사이의 균형을 맞춘다. 예를 들어 한쪽 하지가 앞으로 움직이면 동측의 손은 뒤로 움직이며, 반대쪽 하지와 손은 이와 대응해 반대 동작으로 균형을 유지한다. 몸의 중심축을 기준으로 항상 이런 상호 대칭 동작이 발생한다. 걸을 때 지지기반을 중심으로 동작이 구동되면 이 힘은 한쪽 발을 축으로 몸을 회전시키게 된다. 그러므로 발목 관절에 충분한 탄성이 확보되어 있어야 하며 발의 뼈 사이 관절에

굴곡과 회전 동작을 빠르고 부드럽게 할 수 있는 조
건이 갖추어져야 한쪽에서 다른 쪽으로 움직임 전환
이 제대로 일어난다.

'코어'라는 애매모호한 말로 인체의 중심축을 설명
할 때는 주의가 필요하다. 코어 또한 매우 추상적인
용어이기 때문이다. 사실 코어에 대응하는 실질적인
구조는 없다. 팔다리의 사선 움직임과 몸 중심의 자
유로운 스프링 운동이 결합되어 코어 균형이 발생한
다. 코어를 정의하자면 미골에서 천골을 포함한 척추
전체와 두개골, 그리고 내장까지 코어에 포함될 수
있다. 장부를 이루는 결합조직도 몸의 움직임에 관여
한다고 믿을만한 근거가 있다. 실상 몸을 자른 단면
에서도 확인할 수 있고 실제로 움직이는 동작을 통해
서도 확인 가능하다. 내장 자체도 스프링 같은 운동
을 하며 몸 전체 움직임을 조율한다.

글자 그대로 몸에 적용하면, 중심축central axis은
척추를 지나가는 게 아니라 장부를 관통해 지나간
다 **그림 9-3** . 근육 하나가 단축되거나 척추가 비틀리
는 것뿐만 아니라 복통, 심장경련, 치핵, 천식 등의
문제가 생겨도 중심축의 수직은 깨진다. 그렇다면 장
부 또한 기능적으로는 코어 구조에 포함되며 몸의 수
직을 결정하는 인자라고 할 수 있다.

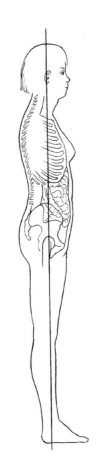

그림 9-3
인체의 중심축

바닥에 방해 요소가 없는 상태에서 똑바로 앞으
로 걸을 때조차도 몸을 지지하는 관절들에선 회전이
약간이나마 방해받지 않고 자유롭게 일어나야 한다.
직선 도로를 걸을 때 사실 가장 회전이 크게 일어나
는데 이는 천장관절 사이에서 일어나는 움직임을 보
면 가장 잘 파악할 수 있다. 천골은 척추의 기저를
이룬다. 이 천골이 양쪽의 장골 움직임에 비해 상대
적으로 안정성을 확보하고 있어야 다리 움직임에 맞
춰 장골이 부드럽게 락킹(rocking은 앞에서 전방락킹,
후방락킹, 좌우락킹으로 분류했다. 전방락킹은 장골
전방회전anterior rotation of ilium 또는 전방전위anterior tilt
와 같으며, 후방락킹은 장골 후방회전posterior rotation
of ilium 또는 후방전위posterior tilt와 같다. 좌우락킹은
움직일 때 골반이 좌우로 흔들리는 동작을 말하며

여기서는 스위블링swiveling으로 정의한다. — 옮긴이)
된다. 안정성이 확보된 천골 주변에서 장골이 락킹
하는 모습은 8자를 닮았다. 한쪽 다리가 앞으로 움직
이고 나서 뒤쪽에 있던 다리가 움직여 지면에 닿을
때까지 골반에서는 스위블링이 발생한다. 마릴린 먼
로가 걷는 모습을 상상해보라. 조금 과하게 엉덩이
를 흔들지만 8자로 락킹하는 골반 움직임을 이해하
기 좋을 것이다.

꼼짝도 하지 않고 가만히 서 있으면 몸이 편안히
배열되어 있다고 느낄 수 있는데, 이때엔 별다른 노
력을 기울이지 않아도 바르게 서 있을 수 있다. 이렇
게 가만히 서 있을 때는 무게라는 개념을 활용해 몸
의 구조를 분석하기가 용이하다. 고전적인 바른 자

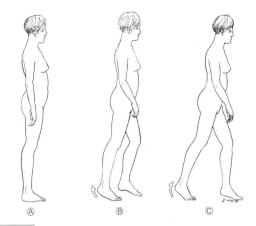

그림 9-4
보행

세 모델에서는 머리의 위치가 자세 분석에서 중요한 역할을 했다. 머리가 지나치게 앞으로 튀어나오면 동시에 이마와 턱이 몸의 다른 부위를 앞으로 끌고 나간다. 이런 자세에서는 목이 머리를 제대로 지지하지 못하게 된다. 불안한 무게 배열의 일례이다. 머리의 무게는 약 4.5에서 6.8kg 정도 되는데 앞으로 이동하게 되면 그 무게를 감당하기 위해 어깨와 목 뒤쪽의 큰 근육들이 말 그대로 고정되어 긴장 상태에 빠지게 된다. 하지만 앞으로 나갔던 머리가 뒤로 이동해 중심선상에서 목의 지지를 받게 되면 가볍게 느껴진다. 목과 어깨 뒤쪽 근육이 이완되기 때문이다.

중력이라는 개념은 정지된 몸보다는 움직이는 몸을 이해하는데 더 적합하다. 움직이는 몸도 정렬이 되어 있다. 이때의 정렬은 머리와 어깨 라인, 어깨와 복부 라인, 복부와 골반 라인, 그리고 골반과 무릎 라인으로 이어지는 정렬이다. 이들 사이의 거리가 얼마나 멀든, 움직일 때 몸이 어느 방향으로 기울어지는지는 별 상관이 없다. 몸이 앞으로 무너지는 것을 방지하기 위해 한 발이 앞쪽으로 나와서 지지하는 경우를 제외하면 움직이기 위해 기울어진 몸에서도 정렬 상태가 존재한다. 이때 가장 앞에 나와 있는 다리는 머리 라인 아래쪽에 위치한다 그림 9-4 . 그러므로 머리를 지지하는 것은 앞으로 나와 있는 발이다. 이때의 중력선은 양발 사이의 넓은 공간을 관통해 지나간다.

인체를 잘라보고 결합조직의 배열을 연구하면서 우린 몸의 깊은 층에서든 얕은 층에서든 결합조직은 거의 선형(가로 또는 세로)으로 배열되지 않는다는 사실을 알게 되었다. 섬유는 대부분 몸을 사선으로 가로질러 지나간다. 우리는 한쪽 가슴에서 반대쪽 복부를 지나 골반으로 이어지는 두툼한 사선의 결합조직 섬유를 확인했다. 사선으로 십자 형태로 교차된 섬유 구조는 인체가 움직일 때 정상적으로 회전하는 모습을 반영하고 있다. 몸을 사선으로 지나는 결합조직에 지방이나 단단한 결체 조직이 집중되어 있는 것은 배열이 흐트러진 것에 대한 몸의 저항이다. 많은 이들의 신체 표면에 이렇게 사선으로 지방이 겹쳐 있다. 뚱뚱한 이들이 '제거할 수 없는 지방'이라고 한탄하는 지방 주름이 그것이다. 이들은 사실 몸에 비정상적인 회전 패턴이 고착되었을 때 나타나는 두툼한 결합조직 밴드이다. 정렬이 잘된 몸에서는 나선형 막구조에 질서가 잡혀있다. 무작위로 분포되지 않는다는 말이다. 나선형 막구조는 정상적으로 움직이는데 중요한 역할을 한다. 게다가 몸 전면의 나선 막구조는 후면의 나선 막구조와 서로 균형을 이룬다.

정렬이 잘된 몸을 전면에서 보면 대칭에 가깝게 보인다. 하지만 완벽한 대칭은 존재하지 않는다. 몸의 내부 장기 자체가 비대칭적으로 배열되어 있는 것이 하나의 원인이라고 할 수 있다. 뇌기능의 좌우 차이에 의해 비대칭적인 구조를 만드는 움직임이 발생하는 것도 또 다른 요인이라고 생각한다. 하지만 타고나면서 생긴 비대칭성은 매우 미미한 편이다. 이상적인 배열을 갖춘 몸은 밖에서 봤을 때 대체적으로 좌우 대칭으로 보인다.

바른 신체 배열을 판단할 수 있는 다른 형태의 지표가 있다. 심층과 표층 사이의 관계, 즉 뼈에 가까운 조직과 신체 표면에 있는 조직들 사이의 균형을 보면 된다. 조직에 과도한 결절이 생기거나 약화되어 늘어진 부위가 발생하면 심층-표층 불균형이 발생한다.

몸의 내부와 외부 사이에 균형이 잡히면 조직엔 소위 '적절한 톤'이 생긴다. 이때의 톤은 마치 바이올린 줄이 완벽하게 조율되어 멋진 음을 낼 때와 비슷하다. 조직에 알맞은 톤이 있다는 것에 대해 말로 표현하는 것은 대부분 주관적일 수밖에 없다. 객관적 기준이 있다기보다는 개인적 경험과 관련이 있는 게 '조직 톤'이다. 좋은 조직 톤에 대해서는 대부분의 사람들이 경험적으로 인지할 수 있다. 만져봤을 때 스프링처럼 탄력이 있거나 움직임이 유연한 모습에서 이러한 톤을 확인할 수 있다.

수직 통합Vertical integrity과 좋은 톤good tone이라는 개념은 적절한 배열을 가진 몸을 판단할 수 있는 지표이다. 이렇게 이상적인 구조를 지닌 몸을 만들기 위해서는 무엇이 필요할까? 아이다 롤프는 골반 균형이야말로 이상적인 신체 배열을 위해 가장 중요한 요소라고 생각했다. 그녀는 골반 균형을 높이는 것을 모든 롤핑 세션의 궁극적인 목표로 삼았다. 골반 균형은 장골, 천골, 요추 사이의 관계이며 이는 단순하지가 않다. 통증이 생기거나 거북하고 뻣뻣하고 무거운 느낌이 나는 것은 골반을 이루는 요소들과 신체 다른 부위와의 배열이 어긋나거나 비틀려서 발생한다. 장골은 천골 또는 대퇴골과 관계를 맺고 회전하며, 천골은 요추, 미추, 또는 장골과 관계를 맺으며 회전한다. 이러한 회전에 불균형이 발생하면 정렬이 틀어지는데 요추를 이루는 각각의 뼈 사이에서 발생한 회전이 더 큰 비틀림을 만들 수 있다.

다른 뼈와의 관계에서 발생하는 '회전'이라는 개념을 설명할 때 우리는 홈 포지션home position이라는 용어를 활용한다. 홈 포지션이란 움직였던 뼈가 되돌아와 안착된 자세를 말한다. 몸에 특정한 제한 요소가 발생하면 관절가동범위가 줄어드는 걸 확인할 수 있다. 하지만 뼈 사이에서 발생하는 모든 종류의 불균형은 근육, 인대, 결합조직과 같은 연부조직에 의해 생긴다. 몸이 틀어졌을 때 생기는 불편한 느낌은 사실 뼈의 배열이 틀어져서 생기는 게 아니라 연부조직들 사이의 긴장 때문이다.

회전이란 전위tilting와 스위블링swiveling이 결합된 것이며 몸의 수직면과 수평면에 불균형을 낳는다.(tilt는 기울어졌다는 뜻이다. 전위轉位로도 표현할 수 있다. 위치가 바뀌었다는 의미이므로 기울어졌다는 의미와 서로 통하며 훨씬 간결하다. 따라서 AT는 anterior tilt의 약자이며 전방전위로, PT는 posterior tilt의 약자이며 후방전위로 표시할 수 있다. 한글 용어로는 앞쪽 기울어짐, 뒤쪽 기울어짐으로 바꿔 쓸 수 있다. tilt와 짝을 이루는 shift는 '이동'을 말하며, AS는 전방이동, PS는 후방이동이 된다. - 옮긴이) 여기서 우리는 눈으로 볼 수 있는 현상을 말로 표현하는 데 있어서 생기는 어려움에 봉착하게 된다. 옆쪽에서 봤을 때 골반 전위(pelvic tilt, 골반의 전위는 전방전위와 후방전위로 나뉠 수 있으며, 골반 전방전위는 천장관절과 고관절을 중심으로 장골이 전방으로 회전하며 기울어지는 현상이며 후방전위는 반대 방향으로 회전하는 현상이다. - 옮긴이)가 지나치게 일어나면 몸이 수직선에서 벗어나게 되며, 앞쪽이나 뒤쪽에서 봤을 때는 수평선에서 벗어나게 된다. 이미지는 이차원적이지만 몸은 삼차원이다. 몸이 수평면에서 전위하는 것과 수직면에서 전위하는 것이 합쳐지면 회전이 일어나며 이때의 회전은 나선형 비틀림spiral twist으로 보인다.

골반/천골/요추에서 일어나는 다양한 형태의 회전을 기술하기 위해 정말 많은 용어가 존재한다. 이러한 용어들은 대부분 우리의 이해를 도와주는 정교한 개념적 도구이기는 하지만 불행히도 혼란을 가중시키기도 한다. 대부분의 진단은 문제의 표층만을 분별하는 경향이 있다. 환자들뿐만 아니라 의사들도 대부분, "척추가 측만증(전만증, 후만증)입니다."라는 단순한 표현을 하며 넘어가지만 이는 몸을 이해하는데 너무 '정적인 그림'만을 전해준다. 하지만 몸에서 일어나는 '회전'은 대부분 정적이지 않다. 회전 또는 비틀림은 결코 몸이 가만히 정지해 있는 현상이 아니라는 뜻이다. 서 있을 때 요추에 과도한 전만이 일어난 댄서가 앉아 있을 때는 후만 경향이 자주 나타나는 것이 그 예이다.

척추 상태를 기술하는 용어에는 어떤 게 있으며, 그러한 용어는 몸의 정렬 상태와 어떤 연관성이 있을까? 전만증lordosis은 측면에서 봤을 때 척추의 정상적인 만곡이 과도해진 상태이다(흉추가 평평해지면 다양한 문제가 발생하는데도 이를 지칭하는 의학용어는 없는 것 같다.). 측만증scoliosis은 앞쪽이나 뒤쪽에서 봤을 때 S자 모양으로 척추가 휜 것을 가리킨다. 이 측만증은 휜 정도가 클 수도 있고 작을 수도 있다.

측만증과 전만증은 척추가 과도하게 변형된 상태이다. 보통 이런 용어를 접하면 마치 척추에만 불균형이 있는 것처럼 느낀다. 하지만 측만증과 전만증이 있는 사람은 사실 몸 전체에 불균형이 존재한다. 측만증과 전만증이 생기면 팔, 다리, 머리, 골반, 그리고 늑골 모두 배열 상태가 깨진다는 말이다. 척추가 몸을 고정시켜서 측만 자세를 만드는 것도 아니다. 롤핑을 통해 팔, 다리 또는 늑골의 연부조직을 풀어주면 척추의 전만과 측만 경향성이 어느 정도 풀리는 것을 보았다. 반면 척추 바깥쪽에 있는 구조물에서 움직임이 최대로 증가하지 않으면 척추의 비틀림이 풀리지 않는 것도 경험했다. 따라서 우리는 척추의 만곡이라는 말 보다는 몸 전체의 만곡이라는 표현을 선호한다.

이상적인 수직, 수평 정렬 상태에 관여하는 다른 형태의 인자들이 있다. 예를 들어 상대적으로 넓은 골반을 가진 이들은 두 발을 가까이 모으고 서려는 경향이 있다. 이들은 쉽게 신체 균형을 유지하기 힘들어 보인다. 발가락에 힘을 주고, 무릎 관절을 과도하게 펴고 엉덩이를 조이거나 어깨를 긴장하는 것과 같이 몸의 특정 부위를 수축해야 균형을 유지하기가 쉽다. 만일 이들의 양발 사이 간격이 조금만 더 벌어지면 골반 균형이 좋아진다. 좌우의 발은 기능적으로 하나의 단위이며 그 위에 있는 모든 구조물들에 기반을 제공한다. 다시 말해 몸의 폭과 깊이가 적절한지, 관절가동범위가 자유로운지를 보면 구조를 평가하기 용이하다.

인체는 확실히 닫힌 시스템이다. 몸은 피부와 막으로 둘러싸여 있으며, 몸의 긴장선상에서 봤을 때 머리는 발의 반대 끝점에 존재한다. 이러한 요소들이 적절한 길이를 확보해야 몸 전체에 알맞은 톤이 형성된다. 몸의 균형을 이야기 할 때 이러한 순환개념circular concept을 이해하는 것이 중요하다. 몸에서는 원인이 결과가 되고, 결과가 곧 원인이 되기 때문이다.

CHAPTER 10
몸의 윤곽

몸의 외형을 관찰하게 되면 그 밑에 있는 결합조직의 영향으로 구조가 어떻게 드러나는지 알 수 있다. 근육은 필요에 따라 수축과 이완을 반복한다. 습관적인 동작으로 인해 조직은 변형되고 특정 부위엔 지방이 축적된다. 근육과 결합조직 사이에 있는 뼈의 위치 변화로 인해 움직임의 방향에도 변화가 온다. 의지, 습관, 그리고 자기 이미지는 모두 결합조직의 형태를 변형시키는 요소이며 근육, 뼈, 그리고 다른 형태의 구조물을 지지하거나 제한한다. 이는 또 순환, 호흡, 그리고 소화 기능에도 영향을 준다. 그 결과로 몸의 형태가 만들어진다.

몸의 윤곽은 결합조직과 밀접한 관련이 있다. 결합조직은 몸의 형태를 결정하는 주요소인 뼈, 근육과 상호작용을 한다. 예술가들은 근육이 몸의 외형을 결정한다고 생각한다. 하지만 그들이 이해하는 해부학적 상식은 실제와 다르다. 앞에서 기술했던 결합조직의 고정패턴holding pattern은 몸의 윤곽에 영향을 주는 요소이다.

그림 10-1
몸의 윤곽을 보면 안쪽의 결합조직 상태와 움직임 가능성에 대해 다양한 정보를 읽을 수 있다. 여기 제시된 세 장의 사진에 드러난 체형은 서로 매우 다르다. 하지만 우리는 직관적으로 각각의 체형을 지닌 이들이 어떻게 움직일 것인지 예측해볼 수 있다.

앞의 사진을 보면 드러난 음영을 통해 몸에 새겨진 언덕hills과 골짜기valleys를 확인할 수 있다 그림 10-1 . 조직이 뭉쳐서 툭 튀어나온 부위와 깊게 들어가 고정된 부위가 보인다. 언덕은 피부와 뼈(근육도 해당될 수 있다.) 사이 조직이 뭉쳐서 두터워진 곳이다. 이들은 섬유성 결합조직과 관련된 지방조직으로 이루어진다. 골짜기(그림자 부위)는 피부가 뼈(근육도 해당될 수 있다.)와 가깝게 붙은 부위이다. 이들은 집적된 콜라겐 섬유가 겔gel 상태로 변한 세포간질과 결합되어 유착된 부위인 것 같다.

외형에 새겨진 언덕과 골짜기는 몸이 어떻게 사용되었는지 확인할 수 있는 지표이다. 평생 강한 장력을 받는 부위엔 지방과 결합조직이 결합된 두툼한 패드가 형성된다. 후두골 바로 아래쪽과 척추의 하단부 즉 엉덩이 최상단부 이렇게 두 곳에서 두툼한 패드를 확인할 수 있다 그림 10-2 . 이 두 부위의 근육은 과사용에 시달린다. 넓고 큰 승모근이 부착되는 두개골 기저부는 머리가 앞으로 나가지 못하도록 항상 일정한 장력이 유지되어야 하며, 대둔근 상부는 골반 균형을 견고하게 유지하기 위해 습관적으로 수축되어 있다. 이렇게 만성적으로 긴장이 많은 부위엔 두툼한 패드가 형성된다.

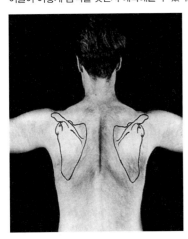
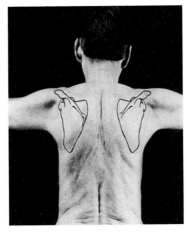
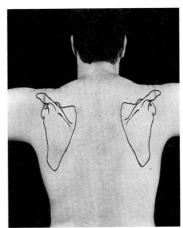

오랜 시간 긴장이 쌓인 부위에는 눈에 띄는 지표가 존재한다. 체표면 밑에는 뼈가 존재하는데 표면 상태와 밀접한 관련이 있다. 실제로 뼈는 중층으로 이루어진 결합조직층 아래에 위치한다. 피부는 가죽처럼 질긴 결합조직이나 유리질의 결합조직에 붙어있다. 그렇기 때문에 뼈 위에 놓인 결합조직의 톤이 좋다면 그 위의 피부도 움직임이 자유롭다. 사실 엄밀한 의미에서 접촉 검사를 통해 뼈를 만질 수는 없다. 항상 피부 아래에는 결합조직 층이 존재하기 때문이다.

이제 막 태어난 아이도 몸의 외형에서는 개인차가 있다. 우리는 사산된 두 명의 아이를 정밀하게 해부해 봤는데 근육 발달에 있어서 서로 확연한 차이가 있었다. 한 시신에서는 근육이 상대적으로 덜 발달되어 있었는데 다른 아이에게서는 아주 작은 근육들까지 눈에 띈 발달이 이루어져 있는 것을 확인할 수 있었다. 하지만 두 아이 모두에서 결합조직 패턴은 매우 유사점이 많았다 **그림 10-3**. 두 시신 모두 고관절 상단 뒤쪽 천골 주변에 두툼한 섬유성 결합조직 패드

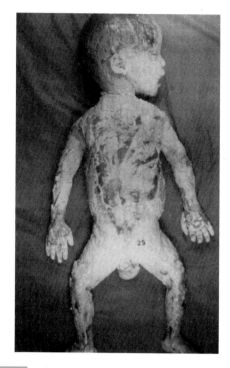

그림 10-3
사산된 아이의 해부 사진. 엉덩이 위쪽에 지방을 함유한 두툼한 결합조직 패드가 보인다. 어깨와 목을 가로지르는 부위에도 비슷한 형태의 패드가 보인다.

가 있었으며, 다리 사이, 즉 항문과 성기 주변에도 지방성 결합조직 패드가 보였다. 이러한 곳에 생긴 패드는 두툼하고 마치 피부 아래 기저귀가 있는 것 같다. 막 태어난 아이에게서 보이는 이러한 패드는 몸의 외형을 형성하는 정상적인 지표이지만, 과도하게 발달하거나 두터워지면 문제가 될 수 있다.

사람들은 보통 근육이 잔뜩 발달하거나, 단일 근육이 커지면 좋은 현상이라 여긴다. 그래서 근육이 많이 발달한 사람을 보면 감탄하곤 한다. 하지만 과도하게 발달한 근육은 자유로운 움직임을 방해한다. 근육이 지나치게 발달하면 관절 사이 거리가 짧아지고 압박을 받을 수 있다. 신체 균형 차원에서 한쪽 근육이 발달하면 그 반대쪽 근육도 똑같이 발달해야 한다. 관절을 중심으로 한쪽의 근육을 과하게 발달시키고 다른쪽은 그대로 두면 그 관절엔 비틀림이 발생한다.

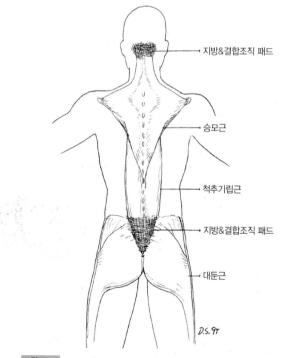

지방&결합조직 패드

승모근

척추기립근

지방&결합조직 패드

대둔근

D.S.97

그림 10-2
지방과 결합조직 패드

바디빌더들은 지속적으로 개별 관절 주변의 근육을 모두 발달시켜 균형을 이루려고 한다. 하지만 이런 식으로 근육 균형을 이루었다고 해도 근수축에 있어서 부분적인 편차가 생긴다. 또 해당 운동 프로그램을 지속하는 동안에는 전체적인 기능이 유지되지만 걷게 되면 오리처럼 뒤뚱거리는 경우가 많다. 이는 하지 관절 주변 근육에 적절한 길이를 유지하기 힘들어서 정확히 앞뒤로 직진하며 걷는 게 어려운 몸이 되었기 때문이다 그림 10-4. 바디빌딩을 할 때 스트레칭을 결합하고 여기에 요가처럼 몸을 인지할 수 있는 운동을 첨가하면 근육량을 높이면서도 관절에서 자유로운 움직임을 확보할 수 있다.

적절한 바디빌딩은 몸에 톤과 힘을 제공하며 건강에도 좋다. 하지만 지나치면 몸에 제한을 만들며 기존에 있던 습관적인 비틀림을 가중시킨다. 몸 한 부위가 과도하게 발달하면 그 부위에 이미 존재하던 제한성이 드러나고 보상 패턴이 나타난다. 역기를 들거나, 기구를 활용한 운동을 하거나, 달리기, 조깅, 또는 발레를 할 때도 마찬가지다. 자신의 몸에 맞추어 운동 형태를 조율하지 못하면 문제가 발생할 수밖에 없다. 또한 지나친 운동은 효율성 한계점을 벗어나게 한다. 운동을 하다 문제가 발생하는 지점이 바로 여기다. 피로한 상태에서 반복적으로 과한 운동을 하게 되면 만성/급성 손상이 발생하지 않을 수 없다. 우리가 제시하는 충고를 가이드로 활용해 즐겁게 운동하기 바란다. 달리기를 하며 미소를 짓는 사람은 별로 없다. 과도한 운동은 삼가라.

외형contour과 자세posture라는 개념은 서로 겹치고 섞이는데 둘 다 습관적 고정패턴의 결과물이다. 정적인 사진으로 봤을 때 자세의 균형과 불균형이 드러난다. 몸을 앞에서 보면 양쪽 어깨 중 어느 쪽이 올라갔는지, 양팔 중 어느 쪽이 긴지, 골반은 어느 쪽으로 비스듬한지, 무릎은 어느 쪽이 안쪽 또는 바깥쪽으로 밀려났는지 알 수 있다. 옆에서 본다면 머리가 앞으로 나온 정도, 어깨가 올라가서 둥그렇게 말린 모습, 흉곽 붕괴, 골반의 전방전위와 후방전위 등을 파악할 수 있다. 이는 앞에서 소개한 수직선에서 벗어난 자세를 설명하면서 이미 언급하였다.

요근은 자세를 결정하는 중요한 요소 중 하나이다. 특히 요근과 연계된 결합조직 구조가 중요하다. 요근 근막은 골반 안쪽 근육의 막과 서로 얽혀 있고 위쪽으로는 횡격막과 연결되어 있다. 요근은 서혜부, 즉 치골 바로 옆쪽에서 방향이 바뀐다. 그렇기 때문에 요근은 도르레처럼 작용을 하며 대퇴골 안쪽 최상단에 부착되어 아래쪽으로 다리의 길다란 근육의 막들과 얽혀있다.

요근이 습관적으로 긴장되면 모든 종류의 자세문제, 기능문제가 발생한다. 요근이 지나치게 짧거나, 지나치게 넓거나, 또 지나치게 좁아져 있고, 지나치게 탄력이 떨어져 있는 경우가 발생할 수 있다. 요근은 몸 중심에 위치해 있으며 좌우 양측으로 뻗어나간다. 하지만 이 양측 요근의 톤, 위치, 크기가 서로 완

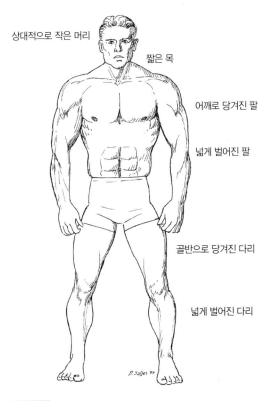

상대적으로 작은 머리

짧은 목

어깨로 당겨진 팔

넓게 벌어진 팔

골반으로 당겨진 다리

넓게 벌어진 다리

D. Salles 97

그림 10-4

근육이 잘 발달된 사람을 보면 매우 인상적이다. 하지만 지나친 근육은 자유로운 움직임을 방해하는 주된 요인이다.

벽히 대칭적인 경우는 별로 없다. 이렇게 물리적으로 비대칭적인 요근으로 인해 요추의 회전과 골반의 전위가 발생할 수 있다 그림 10-5 .

아이다 롤프는 요근이 인체에서 가장 중요한 근육 중 하나라고 했다. 요근은 인체의 구조를 유지하며 몸 각 부분 사이의 관계성을 유지한다 그림 10-6A and 6B . 요근은 요추의 측면에서 기시하여 요추 전체와 관련을 맺고 있으며 위쪽으로는 횡격막 좌각과 우각으로 이어져 있어서 호흡패턴에도 관여한다. 아래쪽으로는 골반강을 사선으로 가로지르며 내려가다 장골근과 만난다. 이 둘은 합쳐져 장요근건을 이루며 대퇴골의 소전자에 도달한다. 장골근은 골반에서 가장 큰 뼈인 장골 안쪽에서 기시한다. 이러한 구조 때문에 요근은 상체와 다리를 이어주는 다리 역할을 한다.

"몸이 정상이라면 굴곡 동작에서 요근은 신장하며 척추에 가까워진다. 특정 자세에 상관없이 요추에서 척추 앞쪽 지지력이 확보되어야 한다. 정상 상태에서는 요근이 제 기능을 하며 굴곡 동작이 어떤 형태로 이루어지든 자신의 길이를 확보하고 있다. 요근에 문제 있다면 요추를 앞쪽으로 잡아 당겨 추체 사이에 압박을 가하고 추체들 사이의 배열을 어긋나게 하여 요통의 원인이 된다. 요추가 비틀리거나 골반을 지나며 뼈에 달라붙는다면 서혜부를 기준으로 몸은 만성적으로 굴곡 패턴을 갖게 되며 정상적인 기립자세를 유지하기 어려워진다."(Ida P. Rolf, *Rolfing: The Integration of Human Structures*, New York: Harper & Row, 1977, p. 110)

요근은 태아에게서는 잘 발달되어 있지 않은 근육이며, 아이가 기기 단계를 거쳐 일어서기 시작하며 하체가 몸무게를 지지할 수 있을 정도로 적응되었을 때 드러나기 시작한다. 하지만 어린 아이에게서도 요근 불균형이 보인다. 앞에서 이야기 했듯 아이는 앞쪽보다는 뒤쪽 근육이 좀 더 발달된 채로 태어난다. 생후 1년 전후로 걷기 시작하는 아이의 몸은 내재하는 근육과 결합조직의 불균형을 해결하기 위한 조치를 취할 수밖에 없다. 그 대표적인 해결책이 바로 요

근을 과도하게 사용하는 것이다. 과도하게 사용된 요근으로 인해 요추가 앞쪽으로 잡아당겨지는데 이 때문에 배가 크게 나온 전형적인 아이 자세가 만들어지게 된다.

신체가 제대로 성숙하지 못한 이들이 오히려 이상적인 신체를 고집하는 경향이 있다. 이렇게 강압적으로 몸을 바르게 하려는 성향은 어른이 되어가며 더욱 심해지기도 한다. 빌헬름 라이히Wilhelm Reich는 성격과 자세의 연관성에 대해 이야기 했다. 라이히의 체형 이야기는 뭔가 히스테리적, 심리적, 정신분열적인 현상과 물리적인 몸을 결부지어 이해하기에 적합하다. 그가 말한 바디 아머링body armouring은 어떤 면에서 우리가 말한 고정패턴holding pattern과 유사하다. 심리 치료는 바디 아머링을 이완시키기 위해 고안되었지만 고정패턴은 물리적인 몸의 습관과 관련이 있으며 단지 심리적인 것은 아니다. 우리는 바디 아머링과 같은 심리적 고정패턴이 물리적인 몸의 구조가 바뀌면서 변화할 수 있다고 생각한다.

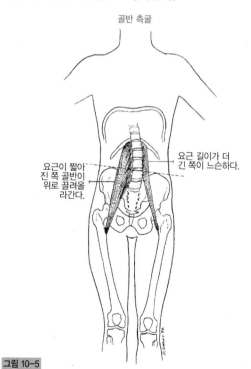

골반 측굴

요근이 짧아진 쪽 골반이 위로 끌려올라간다.

요근 길이가 더 긴 쪽이 느슨하다.

그림 10-5
물리적으로 비대칭적인 요근으로 인해 요추 회전과 골반 전위가 발생한다.

반면 물리적인 몸을 다루는 전문가들은 근육의 양을 늘려 구조를 바꾸려고 한다. '복근강화 운동'이 바로 대표적인 예이다. 우리가 생각하기로는 단지 복부의 근육을 수축시켜서 허리 부위에 있는 척추기립근의 긴장 문제를 해결하려는 접근법은 별로 효과적이지 않은 것 같다. 과도하게 전방전위 되어 있는 골반으로 인해 허리 근육 단축이 일어난 문제를 단지 윗몸 일으키기 같은 운동의 양을 늘리는 것만으로 해결하기 힘들다. 게다가 몸의 문제는 결코 단독으로 일어나지 않는다. 단지 한 부위의 증상을 개선시켰다고 해서 구조 전체를 개선시킬 수 있는 것은 아니기 때문이다. 예를 들어 복부 문제를 일으키는 전형적인 두 가지 고정패턴이 존재하는데, 그 하나가 바로 늑골궁costal arch이 붕괴된 경우이고, 다른 하나는 서혜부 가동성이 떨어진 경우이다. 이 두 가지 문제는 아

주 어렸을 때부터 시작되었다가 아이가 걷기 시작하면서 더욱 악화 된다. 윗몸 일으키기와 같이 복근 수축을 반복하는 운동은 이 두 가지 고정패턴을 교정하기보다는 오히려 악화시킬 수 있다.

이 외에도 빈번하게 일어나는 자세 문제가 바로 목 기저부, 즉 경추 7번 부위에서 일어나는 문제이다. 머리가 전방으로 심하게 나간 경우 이 문제는 더욱 심해진다. 전방으로 머리가 과도하게 이동한 자세에서는 견갑대가 심하게 올라가 겉보기에 가슴 위쪽에 머리가 앞으로 쭉 뻗어 나와 길쭉하게 매달린 형상이다. 나이든 여성에게서 자주 보이는 과부의 혹dowager's hump이 바로 대표적인 예이고, 이런 자세에서는 목 기저부에 과도하게 패드가 형성되곤 한다.

머리가 앞으로 나오면 몸에 커튼의 접힌 부분과 비슷한 형태가 생기고, 목 기저부 아래에 있는 부분은 어딘가에 매달린 것처럼 보인다. 이런 전방머리 자세를 단지 "머리를 똑바로 들고 있어."라는 충고만으로 개선할 수 없다. 머리를 똑바로 들고 있는 것은 정말 힘든 일이다. 그렇게 하고 싶어도 집중력이 조금만 흐트러지면 바로 무너진다. 머리와 목을 바르게 유지하려면 무너진 늑골과 쇄골을 계속 펴고 있어야 하며 둥글게 말린 어깨를 펴기 위해 애를 써야만 한다. 이 모든 게 가능하다고 해도 여전히 발까지 이어진 하부의 고정패턴은 남아 있다.

구조통합 전문가들은 사람들이 대부분 자신의 신체 구조를 비효율적으로 이용하고 있으며 에너지를 낭비하고 있다는 말을 한다. 그런데 효율적인 몸이란 어떤 걸까? 전문가들은 이를 수직면과 수평면 개념을 활용해 설명하기를 좋아하며, 기계론적인 논리로 인체에 가상의 선을 긋는다. 하지만 몸은 뼈, 근육, 결합조직이 함께 작용하여 전체 구조를 이룬다. 특히 결합조직이 구조에서 중요한 역할을 한다. 수직면과 수평면 그리고 가성의 선을 활용하는 방식은 정지된 몸을 분석하기에 적합하다. 하지만 바디워커는 움직이는 몸의 구조를 평가하는 법을 배워야 한다.

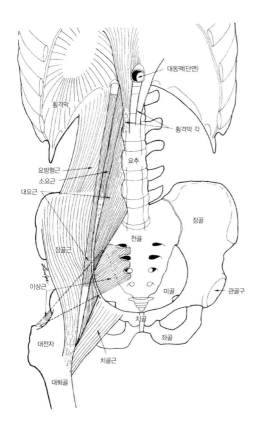

대동맥(단면)

횡격막

횡격막 각

요추

요방형근
소요근
대요근

장골

천골

장골근

이상근

미골

관골구

치골

좌골

대전자

치골근

대퇴골

그림 10-6A
존 롯지John Lodge가 그린 그림으로 아이다 롤프가 쓴 『롤핑』 *"Rolfing"*에서 발췌했다. 장요근과 주변 근육들을 잘 보여준다.

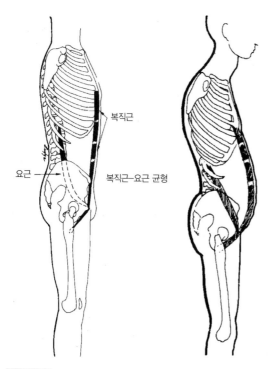

복직근

요근

복직근–요근 균형

그림 10–6B
만성 긴장패턴이 있는 요근은 서혜부에 엄청난 자극을 가하고 골반을 앞으로 기울게 한다. 그 결과 복직근의 정상적인 톤이 떨어지고 전만증에 항아리복부pot belly가 만들어진다.

자세 평가에서 있어서 단지 완벽한 수직, 수평선으로 몸의 구조를 바라보는 행위는 그다지 바람직한 일이 아니다. 오히려 연부조직의 긴장을 풀어주어 몸이 전체적인 균형 상태에서 자유롭게 움직일 수 있도록 해주면 수직, 수평면의 균형 문제는 자연스럽게 해결된다. 바디워크 전문가들의 목표는 결합조직에 쌓인 고정패턴을 풀어주어 몸이 바른 선상에 위치할 수 있도록 해주고 그 결과 관절 움직임이 자유롭게 일어나도록 해주는 것이다.

CHAPTER 11
감정과 막 거미줄: 신체 인지와 반응 패턴

아이 때부터 인간은 살아가면서 필요한 많은 것들을 배우지만 몸을 활용하는 법은 잘 배우지 못한다. 아이는 뇌를 활용하는 법을 배울 필요가 있는데 이는 사실 몸을 활용하는 과정에서 자연스럽게 따라오게 된다. 하지만 몸의 균형을 유지하고 육체의 문제를 해결하는 것에 대한 정보를 제공해주는 이들이 거의 없는 것 같다.

걷기 시작한 아이는 아무리 예뻐도 더 이상 단일한 '사물'이 아니다. 자신의 삶에 책임을 지는 독립적인 존재가 되기 시작했기 때문이다. 네 발로 기어 다니다 두 발로 걷게 된 아이의 모습은 기적처럼 보이기 충분하다. 하지만 이제 막 삶의 첫걸음을 내딛는 시기에 부드럽고 매끈한 움직임을 기대하는 것은 욕심이다.

아이가 첫걸음을 떼는 순간을 상상해보라. 아직은 발과 다리에 안정성이 확보되어 있지 않아서 양팔을 이용해 균형을 맞추려 한다. 네 발로 기어 다닐 때는 등이 안정성을 확보해주고 양손과 양발을 활용해 몸을 움직인다. 하지만 걷기 시작하는 순간엔 안정성이 부족하기 때문에 척추를 꼿꼿이 세우고 양손과 무릎까지 이용해 자세를 바르게 하려고 애쓴다. 이때에 어른들이 아이의 보행을 도우려고 손을 잡아주면 아이는 겨드랑이 아래쪽을 바짝 긴장하며 양손으로 어른의 손을 굳게 움켜쥔다. 이런 패턴이 몸에 각인되면 어깨를 바짝 긴장해 안정성을 확보하려는 경향을 보이고 어른이 되어서도 그러한 형태의 고정패턴이 남게 된다 그림 11-1.

대부분의 고정패턴은 두려움 즉, 신뢰의 부족이라는 감정과 관계가 있다. 걷기 연습을 하는 아이들은 어른들로부터 무언가 조언과 도움을 받으며 어른들과 같은 움직임 패턴이 각인된다. 문제는, 어른들은 이미 성장을 완료해서 균 형을 잃거나 넘어지는 데 두려움을 갖지 않고 두 발로 움직일 수 있지만, 아이들은 그렇지 않다는 점에 있다. 아이 때 형성된 이러한 균형 상실과 낙상에 대한 두려움은 나이가 들어서 무의식적으로 재현되곤 한다. 윌리엄 제임스William James가 말한, "난 두렵기 때문에 달리지 않는다. 난 달리기 때문에 두렵다."라는 유명한 말을 생각해 보라.

움직임 패턴은 성격 패턴을 반영하고 그 반대도 마찬가지다. 두려움은 몸, 감정, 에너지, 마음 등과 같이 한 인간의 정체성을 형성하는 모든 영역에 반영된다. 두려움(신뢰의 부족)은 실상 주의를 기울이라는 신호다. 하지만 대부분은 사람들은 주의를 기울이기보다는 투쟁-도피fight or flight라는 습관적인 태도를 취한다. 몸을 움직일 때 특정 부위에 통증이 발생하면 두려움이 생기고 이는 주의를 기울이라는 신호로 여기는 게 맞다. 하지만 인간은 통증이 발생한 부위를 자동적으로 긴장시키는 경향이 있다. 이런 식의 긴장을 하면 할수록 통증은 더 생긴다. 통증에 따른 자동적인 반응은 '자연적'인 신체 반응이긴 하지만 바람직한 반응이라고 볼 수는 없다. 안정 상태가 깨지는 것에 대해 두려워하는 마음은 목을 뻣뻣하게 만들고 발가락을 강하게 움켜쥐며, 엉덩이를 꽉 조이거나 어깨를 긴장시키고 턱을 악다무는 고정패턴을 만든다.

애를 쓰는 것보다는 자연스럽게 몸을 앞으로 기울이며(lean forward or fall forward, 이 개념은 '움직임과 중력'의 관계를 설명할 때 소개되었다. – 옮긴이) 중력을 활용해 움직이는 것이 통합된 움직임을 만든다. 하지만 대부분의 사람들은 움직일 때 몸을 이완시켜 앞으로 몸을 자연스럽게 기대듯 나아가는 것보다 신체를 긴장시키며 조인다. 그 결과 몸의 한 부위 또는 여러 부위에 고정이 발생한다. 이러한 고정은 불필요하다. 몸은 항상 액체처럼 부드러운 상태를 유지할 수 있다. 앞쪽으로 몸을 떨어뜨리듯 움직이지 못하는 이유는 바로 자신의 신체 구조에 대한 불신 때문이다.

불신은 두려움에서 비롯되곤 한다. 어렸을 때 지나치게 빨리 보행을 배우면 몸을 앞으로 기울이거나 떨어뜨리듯 움직이기에 적합한 관절 길이를 확보하지 못한다. 이는 불편한 느낌을 갖게 한다. 이 상태에서 걷는 아이는 몸을 뒤쪽으로 당기듯 해서 균형을 유지하게 되며 나중에 어른이 되어서도 같은 종류의 고정 패턴이 몸에 남게 된다. 스포츠 하는 사람들을 보면 이러한 패턴을 잘 이해할 수 있다. 예를 들어 스키를 탈 때 몸을 앞쪽으로 기울이는 것은 반드시 필요한 동작이다. 스키를 잘 타는 사람들은 스키 앞쪽 끝부분에 대한 통제력이 뛰어나다. 회전할 때는 몸을 위로 띄우는 데 능숙해야 기울어진 면을 움직일 때 넘어질 확률이 줄어든다. 또 무릎 움직임에 대한 통제력도 뛰어나야 한다. 하지만 스키 초보자들이나 중급자들은 몸을 앞쪽으로 자연스럽게 기울이지 못한다. 그래서 넘어지면 보통 뒤쪽으로 넘어지며 엉덩방아를 찧는다. 걸음마를 배우는 아이들도 이와 비슷하다. 사람들은 보통 앞으로 넘어지면 머리를 다칠까봐 앞으로 몸을 떨어뜨리듯 움직이는 것을 두려워한다. 하지만 몸을 앞으로 기울이면 손과 무릎이 도움을 주기 때문에 머리를 잘 다치지는 않는다. 앞으로 넘어지는 것보다 뒤로 넘어지는 게 더 위험할 수 있다는 말이다.

어렸을 때 걷는 법, 숨 쉬는 법을 배우는 사람은 거의 없다. 사람들이 가장 두려워하는 것 중 하나는 숨이 멈추는 것이다. 차가운 물속에 뛰어들었을 때를 생각해보라. 찬물이 몸에 닿을 때 생기는 충격으로 숨을 쑥 들이쉰 후 멈추는 것이 일방적인 반응이다. 이때 몸은 긴장하게 되며 찬물에 적응하기 힘든 상태가 된다. 하지만 숨을 내쉬게 되면 몸의 긴장은 이완되며 물은 더 이상 차갑게 느껴지지 않는다. 비슷한 예로 몸에 통증이 생기면 숨을 참게 된다. 하지만 이렇게 숨을 참게 되면 오히려 통증이 가중될 뿐이다.

추울 때 떨리는 느낌이 발끝에서 머리끝까지 쭉 타고 올라가는 게 이상적인 몸의 반응이다. 하지만 숨을 멈추게 되면 이러한 자연스러운 흐름이 차단된다. 추운 느낌과 거기서 파생된 감정(감정은 물리적인 경험이다.)을 경험하고 싶지 않아서 그런 것일 수 있다. 두렵거나 조심해야만 하는 상황에서 움직임을 정지하게 되면 그 사태에 대해 생각하고 설명할 수 있는 시간을 얻게 되며 편안한 마음이 든다. 이때에도 호흡이 멈춘다. 하지만 호흡이 멈추면 자연스러운 호흡 리듬을 유지하기 어려워지고 동시에 생각을 지속하기도 힘들게 된다.

앞에서 이야기 했듯 반복적으로 그리고 무의식적으로 이루어지는 반응 패턴은 만성화되기 쉽다. 차가운 물에 들어갔을 때, 또는 통증이 생겼을 때 부분적인 호흡 고정 현상이 일어나는 것을 살펴봤는데 이외에도 폐에서 일어나는 호흡 문제가 존재한다. 흉곽

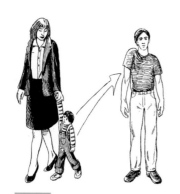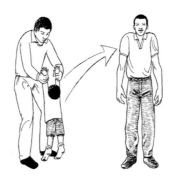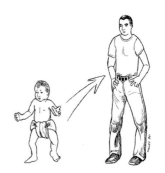

그림 11-1

하부에는 공기가 정체되는 부분이 있다. 많은 이들이 흉곽 하부 늑골 움직임이 매우 떨어져 있거나 거의 움직이지 않는 고정패턴을 갖고 있다. 결과적으로 들어온 공기가 제대로 배출되지 못하고 흉곽 하부에 정체되거나 거기서만 빙빙 돌게 된다. 폐의 끝 부위 또한 호흡이 제대로 들어가지 않는 영역이다. 쇄골 바로 아래 또는 액와 안쪽처럼 상부 흉곽 영역의 움직임은 호흡에서 중요하다. 대부분의 사람들은 호흡을 할 때 이 부위가 움직이는 것을 잘 느끼지 못한다. 폐의 끝부분이 이 영역까지 닿기 때문에 흉곽 상부의 늑골 움직임이 자유롭게 움직이는 호흡을 해야 한다. 흉곽의 상부와 하부에 고정이 생기면 온전한 호흡을 하기 어려워진다.

온전한 호흡full breath을 하는 방법 중 하나는 날숨에 의식을 집중하는 것이다. 숨을 내쉴 때 그 끝점에 도달하면 더 많은 공기가 폐에서 빠져나갈 수 있도록 내버려두어라. 복부 근육을 활용해 공기를 강압적으로 밀어내라는 말이 아니다. 오히려 흉곽을 이완시키는 게 좋다. 특히 흉곽 상부와 하부의 늑골을 이완해야 한다. 손을 복부 바로 위쪽 늑골에 대고 움직임을 느껴보라. 숨을 쉴 때 움직이는 느낌, 특히 날숨에 집중하면서 호흡을 해보라. 호흡 사이클에 있어서 날숨이 능동적이며 들숨은 날숨에 이어서 자연스럽게 따라오게 된다.

숨을 참는 것은 대부분의 사람들이 원하지 않는 느낌을 털어내기 위해 하는 호흡 패턴이다. 사람들은 자신의 감정을 어느 정도 감추는 법을 배우며 살아간다. 예를 들어 우는 아이에게 화가 난 부모들은 당장 울음을 그치라고 다그치곤 한다. 우는 행위는 바람직하다. 왜냐면 울음을 터트림으로써 폐에 쌓인 공기를 모두 밖으로 내보낼 수 있고 육체에 쌓인 긴장을 털어낼 수도 있기 때문이다. 억지로 울음을 참게 되면 아이 몸의 긴장은 올라갈 수밖에 없다. 아이에게 울음을 그치라고 다그치는 것은 아이의 감정, 움직임, 소리까지 모두 멈추라고 메시지를 보내는 것과 같다. 이렇게 감정, 움직임, 소리를 멈춰야만 하는 아이는 특정한 순간에 속박되는 것이며 호흡, 등, 또는 턱 등

에 고정패턴을 형성하게 된다. 아이든 어른이든 이런 순간에 발생하는 정체로 인해 감정이 결합조직에 축적되게 된다.

사람들은 보통 자신의 호흡이 멈추는 때를 잘 인식하지 못하는데 습관적인 자세를 인식하지 못하는 것과 마찬가지다. 이런 일들은 무의식적으로 일어난다. 융Jung은 "무의식은 정말 무의식적이다."라는 말을 했다. 이렇게 습관적으로 일어나는 일들은 자기이미지를 형성하고 자기 자신의 일부처럼 느껴진다. 습관적으로 호흡을 멈추고 특정한 몸짓을 취하는 일은 책을 읽거나 요리를 하고 대수학을 배우는 것과는 다른 형태의 학습 과정을 거친다. 사람들은 친구, 가족, 어른들을 모방하며 배운다. 이 과정에서 무의식적으로 습득한 패턴들은 바꾸기 쉽지 않다. 의식적으로 학습한 지식에 비해 이러한 습관은 우리의 성격에 녹아들어 있기 때문이다.

인체를 평가할 때 보통은 물리적인 부분에서 뭔가 질병, 사고가 났다거나 외형에 문제가 있는지에 초점을 맞춘다. 대부분의 사람들이 그런 관점을 습관적으로 취한다. 아플 때만 문제를 인식하는 것은 당연한 일이다. 나도 짜릿한 통증이 있기 때문에 발목을 인식하고 주의를 기울인다. 또 움직일 때마다 뭔가 걸리적거리는 느낌이 있어서 내 어깨에 대해 생각한다.

통증은 몸이 자신과 소통하는 방법 중 하나이다. 하지만 통증 외에도 육체가 스스로를 인지하는 다른 방법도 있다. 보통 후자는 감추어진 형태로 존재해서 잘 인지하기가 어렵다. 통증 또는 확연한 감각을 통해 몸에 메시지를 보내는 방법과 감정, 판단 등과 같은 방법은 서로 많이 다르다.

통증이 생겼을 때 일반적인 반응은 우선 상처가 난 부위나 부러진 곳이 없는지 확인하는 것이다. 확인해 봤는데 상처가 없다면 곧 그 통증을 잊는다. 이런 식의 반응은 생명을 유지하는데 도움이 된다. 발목이 아파서 도무지 그것밖에 생각이 나지 않는다면 다

른 일을 하지 않는 게 좋다. 하지만 발목의 통증이 차단되어 아픔을 느끼지 못하는 경우엔 통증 외에 다른 종류의 감각에에 관심을 두지 않는다. 이런 경우 내 머리에 기록된 신체 이미지 중에서 발목이 사라진 것과 같다. 엉덩이나 다른 부위에서 통증이 차단된 경우도 이와 마찬가지일 것이다. 결과적으로 생생한 몸의 감각이 전체적으로 줄어들게 된다. 똑같은 일이 감정적 통증에서도 발생한다.

슬럼프에 빠졌을 때 어떤 이는 어깨를 구부려 스스로 위축된 태도를 보이고 또 어떤 이는 어깨를 억지로 뒤로 당겨 몸을 펴는 반응을 보인다. 둘 다 몸에 긴장을 쌓게 하는 고정패턴의 일종이며 원래부터 건강한 몸에 내재하는 패턴은 아니다. 몸에 대한 감각 인지가 떨어지는 것과 몸에 긴장이 쌓이는 것은 서로 관련이 있다. 사람들은 보통 안 좋은 자세로 인해 받게 되는 몸의 긴장에 대해 잘 인지하지 못한다. 시간이 갈수록 긴장된 부위는 신호를 보내며 온갖 종류의 통증과 불편한 느낌을 선사한다. 결국 이들은 만성적인 통증으로 발전한다.

많은 이들에게 요통은 흔한 문제이다. 그런데 이 요통은 어린 시절 주변 사람들에게 엉덩이를 씰룩거리며 허리를 움직이지 말라는 충고를 받는 문화 속에서 성장한 것이 원인일 수 있다. 어린 시절부터 이러한 종류의 고정패턴이 형성되었다 할지라도 통증과 제한은 나이에 상관없이 발생한다. 특정한 문화적 요소 때문에 고정패턴이 야기되기도 하지만 개인적인 형태의 긴장과 고정도 존재한다. 아래 글은 어떤 작가의 노트에서 발췌한 글이다.

"샌프란시스코의 한 비탈길을 걸어 올라갈 때 무릎에서 통증이 느껴졌다. 그 통증이 너무 심해 다음 골목 어귀까지 도달하지 못할 것 같았는데 앉을 만한 장소도 찾지 못했다. 통증에 휩싸인 채 비탈길을 오르는 중 나는 갑자기 무언가를 깨달았다. 급하게 움직이다보니 턱을 앙다물고 걷고 있었던 것이다. 턱의 긴장을 이완시키자마자 무릎 통증도 사라졌으며 끝내 언덕 위에 도달할 수 있었다."

이 글을 보면 턱과 무릎 사이의 통증에 서로 명확한 관련이 있는지는 모르겠지만 무언가 있는 것 같다. 몸의 한 부위에서 발생한 고정패턴이 다른 부위의 움직임에 영향을 주는지도 모른다.

통증이 느껴진다는 것은 뭔가 문제가 있다는 뜻이다. 그러한 통증 감각이 떨어지면 떨어질수록 사실은 어느 부위에 문제가 있는지 그리고 어떻게 해야 그 문제를 역전시킬 수 있는지 더욱 더 찾아낼 필요가 있다. 하지만 불행히도 우리는 통증을 단지 문제의 원인으로만 취급한다. 아픈 부위가 꼭 통증의 원인부는 아니다. 몸 전체의 균형이 깨졌는데 한 부위가 도드라져 보이는 것이다. 거의 모든 사람들 몸에는 취약한 부분이 존재한다. 이 부위는 스트레스를 받을 때마다 통증을 일으키거나 근육 수축을 하며 긴장을 드러낸다. 감정적 자극뿐만 물리적 트라우마가 발생하면 이런 취약 부위에선 통증이 발생한다. 트라우마가 해당 부위에 직접 가해지지 않은 경우도 마찬가지다.

인체는 모든 상황에 시스템적으로 반응한다. 외적 충격을 받거나 감정적으로 화가 나는 것과 같이 어떤 자극이 가해지면 유기체 전체가 반응한다. 그러한 반응이 자신의 몸에서 취약한 부위를 지나면 통증 감각이 발생한다. 문제의 원인을 명확히 파악하기는 어렵다. 예를 들어 다리가 부러지거나 발목 염좌가 발생한 경우 엉덩이와 등에서 보상이 이루어진다. 이러한 보상 때문에 나중에 다시 다리에서 통증과 문제가 발생하더라도 그건 처음에 발생했던 사건과는 무관한 경우가 많다. 이미 보상이 진행되었기 때문이다. 시간이 갈수록 무엇이 원인이고 무엇이 결과인지 점점 알기 어려워진다. 따라서 육체의 문제를 기술할 때 그것이 급성으로 일어난 것인지 아니면 급성이 아닌지 나누는 것이 문제의 원인과 결과를 찾는 것보다 낫다.

육체의 문제와 감정의 문제는 서로 연관되어 있다. 우리는 감정을 몸으로 느낀다. 두려움을 느낄 때 몸을 떠는 현상을 예로 들어보자. 영화관에서 무서운 장면을 봤을 때 몸을 떠는 것과 롤러코스터를 탈 때의 전율감은 서로 무언가 다른 감정적 반응이다. 실제 감정은 다른데 육체를 통해 나타나는 현상은 서로 비슷한 것 같다. 감정 자체에 비해 감정에 따라 나타나는 반응은 이렇게 부분적이다. 인간은 피드백 시스템으로 이루어져 있는 것 같다. 인지를 일으키는 최초의 씨앗이 있으며 이는 지적으로, 감정적으로, 물리적으로 아니면 이 모든 것들이 결합된 형태로 표현된다. 그러다가 다시 증폭되고 감쇄되고 되돌아와 다시 피드백 하며 서로에게 영향을 준다.

감정에 따른 육체의 반응은 연부조직을 통해 이루어진다. 막은 감정적인 몸이다. 이러한 말은 매우 형이상학적이다. 따라서 우리는 이를 메타해부학meta-anatomy으로 부르곤 한다. 몸 전체에 퍼져있는 막 거미줄fascial web을 통해 감정이 전달되므로 감정은 몸 전체가 느낀다고 표현하는 것이 더 적확하다. 이렇게 본다면 분노, 끌림, 사랑, 호기심 등과 같은 감정을 생리학적 감각으로 해석할 수 있다.

고유수용감각은 자신이 물리적 존재임을 느끼는 감각이다. 고유수용감각이라는 개념에서 보면 감정과 에너지도 물리적인 요소가 존재한다. 감정, 에너지, 또는 구조적인 문제가 발생했을 때 우리가 억제하는 감각이 바로 고유수용감각이다. 이러한 종류의 '억제' 때문에 문제가 서로 뒤바뀌곤 한다. 감정적 통증을 느끼고 싶지 않은 사람에게서 자주 긴장성 두통과 같은 물리적 통증이 발생하는 것이 대표적인 예이다.

우리의 목표는 물리적인 문제와 물리적으로 보이지만 실제 감정적인 문제를 명확히 구분하는 것이다. 단일한 문제로 취급하고 처리하는 게 항상 더 쉽기 때문이다. 예를 들어 물리적인 통증(육체의 통증)은 팔을 부러졌을 때 느낄 수 있다. 팔이 부러져서 생긴 통증 문제를 팔이 부러지도록 밀어버린 사람에 대한 분노로 해결하려는 태도는 적절하지 않다.

반면 목이 바른 위치에 있지 못하고 길이가 확보되지 않아 안 좋은 자세를 취하고 있는 것은 어린 시절부터 쌓인 충격 때문일 수 있다. 이런 경우 물리적인 접근법은 부분적인 효과만을 가져온다. 그 이면에 있

는 감정적인 원인을 인지하지 못하고 단지 육체에서만 문제에 접근한다면 쉽게 해결하기 힘들 수 있다는 말이다. 이렇게 감정적인 상황이 어떻게 몸에 작용했는지 명료하게 판별할 수 있다면 문제를 풀어나가거나 그 문제를 멀리하는 데 도움이 된다.

통증이 물리적으로 보이는 것은 그게 구조적인 요소와 연계되어 있기 때문이다. 감정적으로 고정된 부위는 오랜 시간을 거치며 뻣뻣함이 쌓여서 그렇게 된 것이다. 사실 오랜 시간 두려움이라는 감정이 쌓여 구부정해진 어깨는 심한 낙상으로 구부정해진 어깨와 구별하기가 쉽지 않다. 겉으로 보기엔 둘 다 구조적으로 비슷한 부위에 문제가 있기 때문이다. 반면 심한 요통과 만성적 두통은 물리적인 문제뿐만 아니라 우울과 불안이라는 감정적 경험이 서로 뒤섞여 있다.

몸의 감각과 감정은 서로 뒤섞여 영향을 주고받는다. 이러한 문제를 해결할 수 있는 요법을 선택할 때는 이들 중 어떤 게 주된 문제인지 판단하는 게 중요하다. 예를 들어 팔이 부러진 경우 치료된 후에도 다친 팔이 부러질 수 있다는 두려운 감정은 남게 된다. 다친 팔이 치료되면 물리적인 구조는 더욱 강해질 수 있다. 하지만 남아 있는 두려운 감정을 제거해야 팔의 자유로운 움직임을 확보할 수 있다.

지금까지 우리는 몸이 어떻게 기능하는지 설명했다. 육체가 성장하는 과정에 대해서도 살펴봤다. 결합조직이라는 개념을 명확히 다루었으며 이러한 개념이 실제 몸에 어떻게 드러나는지에 대한 이미지와 설명도 제공했다. 다음 장에서는 앞에서 설명한 기본 개념들을 바탕으로 몸의 외형에 대해 살펴보고 분석해 나갈 것이다.

PART 3

인체 지지대

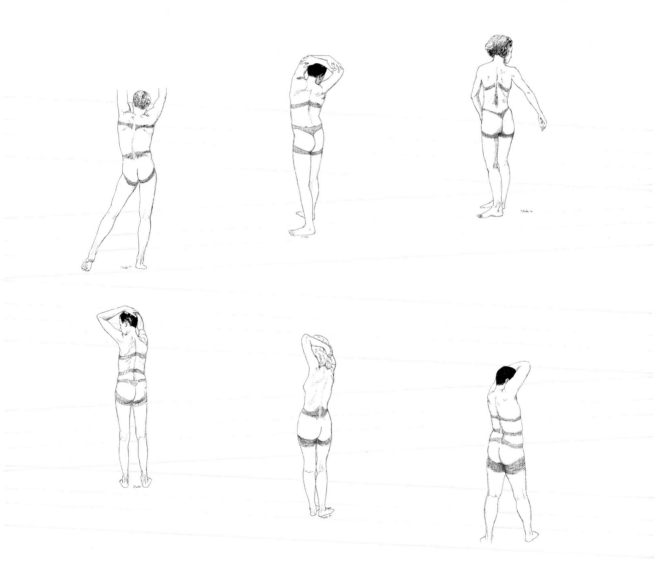

CHAPTER 12
가슴 밴드

생명력을 감지하고 편안한 느낌을 받으려면 몸에 자유로운 흐름이 있어야 한다. 그것이 에너지 흐름이든 움직임의 흐름이든 상관없다. 이때의 자유로움은 몸의 외형에 명료하게 드러난다. 그렇기 때문에 다른 사람의 신체 외형을 보고서 그의 에너지와 움직임 상태를 어느 정도 유추할 수 있다.

인체에서 가장 명확하게 드러나는 요소가 바로 비율이다. 그 중에서 상체와 하체의 비율이 대표적인 예이다. "저 남자는 어깨에 비해 머리가 작아.", "저 여자는 엉덩이가 너무 커.", "아이 다리가 너무 가늘어요." 등과 같은 표현을 하는 것은 인체 비율이 주는 심미적인 요소를 많은 사람들이 인지하고 있기 때문이다. 물론 이런 비율에 대한 기준은 문화권에 따라 서로 다르다.

심미적 비율은 외형contour을 판별하는 하나의 도구이다. 몸의 외형을 보면 언덕hills과 골짜기valleys를 관찰할 수 있는데 언덕은 불룩 튀어나온 부위이며 골짜기는 표피 조직이 그 하부 조직에 달라붙어 긴축된 부위이다. 이론적으로만 보면 건강한 몸에는 어느 정도 부드러운 형태의 외형이 존재해야 한다. 여기서는 사용되지 않은 근육은 이완되기 때문에 과도하게 튀어나온 부위가 없다. 하지만 현실적인 관점에서 보면 보통의 근육은 수축하면 두꺼워지고 이완하면 납작해진다. 납작하게 가라앉은 부위가 아닌 튀어나온 부위는 결합조직이나 지방이 누적되어 근육 조직 위에 겹쳐져 있는 경우가 많다.

외형에는 개인차가 있지만 공통적인 패턴도 존재한다. 몸을 가로지르며 지나가는 스트랩straps 또는 밴드bands가 대표적인 예이다(저자는 밴드와 스트랩을 서로 같은 의미로 사용하기 때문에 밴드 하나로 통일한다. – 옮긴이). 이들은 벨트처럼 연부조직을 묶어준다

그림 12-1 & 12-2 . 이러한 밴드는 근육과는 구별된다. 밴드에 대한 설명은 일반적인 해부학 책에서 찾아보기 힘들지만 직접 연부조직 구조를 살펴보면 확인할 수 있다. 우리는 여기서 7개의 밴드를 살펴보면서 몸의 외형에 대해 설명할 예정이다. 각각의 밴드를 별도로 독립해 설명하고는 있지만 이들은 모두 인체의 움직임에 관여하고 있다. 이에 관해서는 조금 더 자세히 설명하도록 하겠다.

밴드는 몸의 앞쪽과 뒤쪽을 연결해주는 기능을 하는데 전통적인 해부학에서는 이를 다루지 않는다. 우리는 밴드가 피부 바로 밑에 있는 것을 확인했다. 밴드는 몸이 움직일 때 표층에서 뿐만 아니라 다양한 방향으로 움직인다. 이들은 몸을 가로지르는 평면 구조로 바라볼 수도 있다.

체표면에 있는 밴드는 아르마딜로의 갑옷과 유사한 기능을 한다. 갑옷의 각 부위가 다른 부위를 견고하게 잡아주면서도 움직일 수 있는 여지를 제공하듯 밴드 또한 몸의 외적 구조를 지탱하면서도 움직임을 보조한다. 몸을 굽힐 때 지나치게 많은 움직임이 일어나지 않도록 잡아주는 것도 밴드가 하는 일이다. 밴드의 기능 때문에 몸이 무너지지 않고 효율적으로 움직일 수 있는지도 모른다. 이러한 밴드 구조는 모든 인간에게서 관찰할 수 있다.

밴드는 구조적으로 인대나 건과 닮았다. 밴드는 몸을 가로지르며 지나가며 밴드가 위치한 부위는 뭔가 가라앉은 느낌이 들기 때문에 감출 수가 없다. 밴드는 점선과 같다. 때로는 연속적으로 이어져 있기도 하지만 때로는 연속성이 단절되어 있기도 하다. 또 밴드는 유연성이 부족해서 몸에 제한을 만들기도 하며 움직임 흐름을 깨트리기도 한다.

그림 12-1 인체 지지대: 몸통에 있는 7개의 밴드

1. 치골 밴드pubic band는 몸통 최하단에 위치하며 앞쪽에서 보면 치골에서(이 부위에서 가장 짧다.) 뻗어 나와 서혜부, 대퇴골의 대전자, 그리고 엉덩이를 지나 천골과 미골이 만나는 부위에서 끝난다.

2. 서혜 밴드inguinal band는 복부 아래쪽을 지난다. 이 부위는 남자들에게서 자주 튀어나온다. 서혜 밴드는 양쪽 전상장골극ASIS을 이어주고 있는데 앞에서 보면 뒤집힌 아치 모양을 하고 있으며 약간 아래쪽으로 치우쳐 있다. 아래쪽 경계부는 서혜 인대를 포함하며 치골 영역까지 내려간다. 뒤쪽으로는 장골능을 타고 요천추 결합부까지 이어진다.

3. 배꼽 밴드umblical band는 복부 밴드라고도 하며 인체에서 가장 그 위치 변화가 큰 밴드다. 배꼽을 지나기 때문에 복벽에 주름을 만들 수도 있고 좌우의 늑골을 하나로 묶어주는 역할도 한다. 이 밴드는 양쪽 11번 늑골의 끝부위에 닿은 후 뒤쪽의 하부 늑골을 지나 요추와 흉추가 만나는 지점에 도달한다.

4. 가슴 밴드chest band는 젖꼭지 바로 하단에 위치하고 있으며 몸에서 가장 잘 드러나는 밴드 중 하나이다. 가슴 밴드가 있는 부위는 가슴에서 가동성이 가장 떨어져 압박을 자주 받는 부위라서 피부가 늑골이나 근육에 달라붙어 있는 느낌을 준다. 옆쪽으로 대흉근 하단, 광배근의 측면 경계, 그리고 견갑골 하각을 지나 후면 경첩부(dorsal hinge. 흉추에서 가장 후만이 많이 일어난 부위이며 굴곡을 할 때 경첩처럼 작용하는 부위이다. 흉추 5~6번 또는

6~7번 부위를 가리킨다. - 옮긴이)에서 끝난다. 가슴 밴드의 가동성이 떨어지고 긴장이 높아지면 흉곽 중간을 압박하는 힘이 생길 뿐만 아니라 호흡을 할 때 늑골이 양옆으로 확장하는 것을 방해한다.

5. 쇄골 밴드collar band는 쇄골을 포함하며 쇄골이 늑골 1, 2번과 만나게 하는 섬유까지 아우른다. 이 밴드는 쇄골 바로 아래나 안쪽 깊은 곳에서 섬유성 패드를 이루며 손으로 만질 수 있다. 양옆으로 뻗어나가 어깨 끝부분을 지나며 어떤 섬유는 액와 방향으로 분기해 들어가기도 한다. 뒤쪽으로는 견갑골 상각의 안쪽과 바깥쪽으로 이어져 흉추와 경추가 만나는 부위에서 끝난다.

6. 턱 밴드chin band는 설골과 턱의 기저부를 포함하고 있어 가장 섬유가 밀집된 부위이다. 양옆의 귀 바로 아래쪽을 지나 후두골과 경추 1번이 만나는 곳에서 끝난다.

7. 눈 밴드eye band는 가장 확인하기 어려운 밴드이다. 이 밴드는 코와 이마가 만나는 부위에서 시작되어 눈 안쪽을 가로지른다. 귀 바로 위쪽을 지나 외후두융기EOP 바로 위쪽에서 끝난다.

Reprinted from Rolf Lines, The Jornal of the Rolf Institute, 1995, with permission.

NOTE: 인체 지지대retinaculae를 표현할 때 쓰는 밴드와 스트랩을 우리는 서로 같은 의미로 사용한다(밴드란 용어 하나로 통일하였다. - 옮긴이)

젖꼭지 바로 아래, 흉곽 중앙 부위에 위치한 가슴 밴드가 가장 명확하게 눈에 띈다. 앞쪽에서 보면 이 밴드는 복직근이 늑골과 닿는 부위에 위치하며 대흉근 하부를 지난다 **그림 12-3** . 늑골이 약간 각을 지고 앞쪽으로 기울어져 있기 때문에 가슴 밴드도 앞쪽보다 뒤쪽이 조금 더 높은 곳에 위치해 있으며 후면 경첩부dorsal hinge까지 이어진다. 가슴 밴드는 흉곽을 기능적으로 나누며 후면 경첩부를 중심으로 상하의 움직임 패턴이 바뀌는 것을 확인할 수 있다. 이 경첩부는 흉추 5번과 6번 또는 6번과 7번 사이에 있다. 우리

가 직접 해부를 해보니 가슴 밴드를 중심으로 흉곽이 두 부위로 나뉘는 것을 확인할 수 있었다. 늑골이 기우는 각도는 달라질 수 있고 상대적으로 돌출되기도 해서 가슴 밴드가 지나가는 영역의 조직 질감도 이에 따라 변한다.

앞쪽에서 보면 가슴 밴드는 흉골의 아래쪽 끝에서 위쪽으로 약 1인치 정도 위쪽에서 시작하며 몸의 좌측과 우측을 연결해준다. 이렇게 흉골을 가로질러 좌우 연결성을 만드는 구조물을 많은 이들이 무시하는

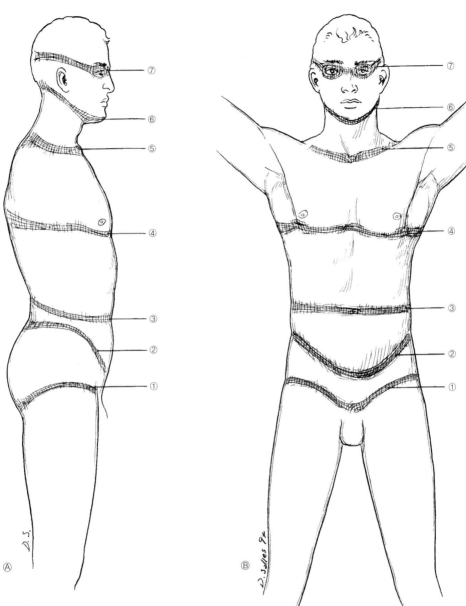

그림 12-2
7개의 밴드: Ⓐ 측면; Ⓑ 전면

경향이 있다. 하지만 가슴 밴드의 이러한 기능은 좌우 움직임을 다채롭고 견고하게 하는 데 중요한 요소이다. 흉골과 늑골 위쪽으로는 근육 조직이 많지 않기 때문에 가슴 밴드가 지나가는 선상에 위치한 결합 조직은 쉽게 뼈의 표면에 달라붙는다.

가슴 밴드는 아래쪽에 있는 늑골과 늑간근까지 포함하며 호흡을 할 때 흉곽이 완전히 확장되는 것을

제한한다. 겉에서 보면 복직근과 대흉근의 움직임이 가슴 밴드에 의해 억제되고 있는 것을 확인할 수 있다. 복직근은 치골에서부터 뻗어 올라가서 가슴의 늑골 중앙 부위에 달라붙는다. 복직근이 늑골궁costal arch을 지나쳐 올라가거나 때론 거기에 부착되기도 한다. 늑골궁 위치를 지나는 복직근 하부에 두툼한 섬유가 생기기도 하는데 이런 경우 복직근이 마치 흉곽 하단과 치골을 이어주는 것처럼 보이기도 한다.

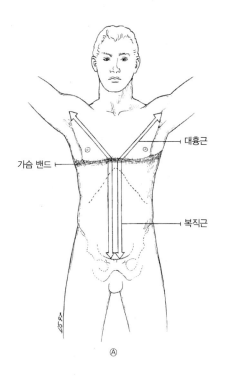

대흉근

가슴 밴드

복직근

Ⓐ

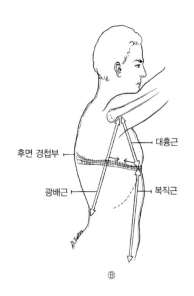

후면 경첩부

대흉근

광배근

복직근

Ⓑ

그림 12-3

가슴 밴드: Ⓐ 전면, Ⓑ 측면.
화살표는 골반과 팔 사이의 움직임에 관여하는 근육에 의해 생기는 힘을 나타낸다. 움직임이 근육을 차례로 흘러 지나가야 이상적이지만 가슴 밴드에 의해 방해를 받는 모습을 확인할 수 있다. 가슴 밴드의 위치는 이러한 힘이 만나는 라인에 따라 결정된다.

복직근이 이완되어 치골과 늑골사이 길이가 확보되어야 흉곽 전면부가 쉽게 확장될 수 있다. 복직근은 뒤쪽에 있는 척추기립근과도 상호작용을 하며 전면부 수직 안정성vertical stability을 제공하는 역할을 한다. 그런데 이 근육이 단축되면 가슴 밴드와 치골 사이 길이가 짧아질 수밖에 없다. 그 결과 복부에 접히는 부위가 생기며 흉곽 하단이 압박을 받게 된다. 복직근은 자세 문제(과도한 윗몸일으키기 운동) 또는 구조 문제(결합조직 구축)에 따른 고정패턴에 의해 단축될 수도 있다.

복직근 상부와 대흉근 하부는 바로 인접해 있다. 흉곽 중부, 흉골 근처에서 시작된 흐름은 상완골로 이어진다. 이렇게 표층의 연부조직은 수직으로는 흉곽 중부에서 아래쪽으로 당기는 힘과 사선으로는 위쪽 팔로 당기는 힘으로 나뉜다. 이 두 종류의 힘이 겹치는 부위는 흉골이며 흉곽 중부와 하부를 포함한다. 복직근과 대흉근이 유연하다면 몸의 좌우 이동을 원활하게 해준다. 이 두 근육 섬유는 서로 분리되어 있지만 결합조직은 서로 연속적으로 이어져 있어서 한쪽의 근육 움직임은 다른 쪽에 영향을 준다.

이곳의 표층 근육과 연부조직은 두꺼운 두 줄의 아랫단을 지닌 Y자 모양과 닮았다. 그렇기 때문에 움직임은 수직과 사선으로 전달된다. 따라서 이 부위에 습관적 긴장이 발생하면 움직임에도 점차 악영향이 간다. 원래 결합조직은 몸에 가볍게 얹혀 있는데 서로 다른 두 개의 근육이 맞닿은 상태에서 움직임이 일어나게 되면 연접부 섬유가 두꺼워지는 경향이 있다.

가슴 밴드는 몸을 가로질러 등으로 지나가다 광배근의 외측 경계와 만나게 된다. 광배근은 흉추 6번에서 천골까지 모든 척추 마디에 부착되어 있는 넓은 근육인데 위쪽에서 모아진 건은 바깥쪽으로 이어져 견갑골 외측으로 뻗어나간 후 상완골에 부착된다. 광배근과 대흉근의 부착부는 서로 인접해 있으며 이 두 근육은 서로 상호작용을 하고 겨드랑이를 열어주는 데 관여한다. 몸 앞쪽에서 Y자 모양을 취하는 대흉근과 복직근 라인은 좌우 광배근이 몸 뒤쪽에서 이루는

V자 모양의 힘과 서로 균형을 이룬다 그림 12-4 .

　흉골 중간부위에서 나와 대흉근과 광배근이 만나는 부위를 가로질러 나가는 가슴 밴드는 몸을 가로로 압박하는 구조물이다. 대흉근과 광배근이 수직축에서 서로 자유롭게 미끄러지는 움직임이 일어나야 팔의 가동범위가 제대로 확보된다. 그런데 이들 사이에 고정패턴이 생기면 겨드랑이 부위가 압박을 받게 된다. 가슴 밴드는 마치 엠파이어 스타일(Empire style, 목둘레선이 많이 파이고 허리선이 하이웨이스트에 위치하며 짧게 부풀려진 소매와 좁고 긴 스커트 형태를 갖춘 복식. – 옮긴이)의 높은 허리선과 닮았다. 브래지어 하단이 지나는 라인을 생각해보면 가슴 밴드 이미지를 떠올리기 쉬울 것이다.

　가슴 밴드는 측면으로 대흉근의 외측을 지나 견갑골의 하각을 가로지르며 계속 등 뒤의 근육과 늑골을 따라 후면 경첩부 부근에서 끝난다. 그렇기 때문에 가슴 밴드가 긴장하고 두터워지면 견갑골의 움직임을 방해하게 된다. 팔이 움직일 때 견갑골이 늑골 위에서 자유롭게 '떠서' 움직여야 이상적이다. 예를 들어 팔을 앞으로 뻗은 후 위로 올리면 뒤쪽의 견갑골은 아래 방향으로 떨어진다. 그 상태에서 팔을 계속 뻗으면 견갑골은 위쪽으로 떠오르게 된다. 하지만 가슴 밴드에 제한이 생기고 특별한 외력이 가해지지 않는다면 견갑골은 위쪽으로도 아래쪽으로 움직이기 어려워진다 그림 12-5 .

　가슴 밴드는 몸 앞쪽에서 뒤쪽으로 표층 근육뿐만 아니라 심층 근육까지 함께 지난다. 가슴 밴드 경로에 위치한 모든 결합조직들은 몸의 수평선을 유지할 수 있는 방향 인력을 받게 되는데 이러한 경향은 특히 몸의 측면에서 확연히 드러난다. 몸의 측면에서는 위쪽으로 액와로 당기는 힘과 아래쪽 늑골을 지나 골반으로 당기는 힘이 서로 만난다. 그 결과 가슴 밴드에 비틀리는 힘이 가해진다.

　지금까지 가슴 밴드의 물리적 속성에 대해 기술했다. 가슴 밴드가 지나가는 길에 있는 근육과 결합조

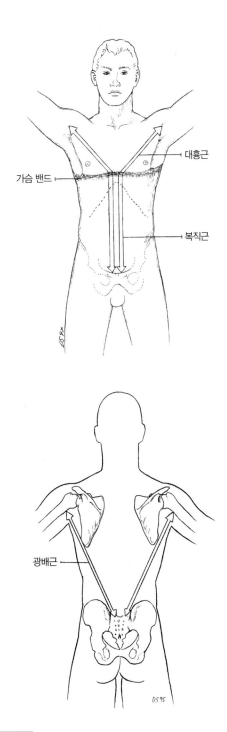

대흉근

가슴 밴드

복직근

광배근

그림 12-4
앞쪽은 Y자와 뒤쪽의 V자 라인.

직에 대한 해부학적 설명 그리고 이 밴드가 몸에 미치는 영향력에 대해서도 상술했다. 아마도 가슴 밴드의 이러한 속성 때문에 호흡 기능장애가 발생하면 몸에 광범위한 영향이 미치는 것 같다.

가슴 밴드는 어떻게 생겨나는 걸까? 다양하고 중층적인 요인이 있을 수 있다. 첫째는 성장 과정에서 겪는 도전적인 환경 때문에 발생하는 제한 요인 때문일 수 있다. 처음에 이러한 제한 요인은 진주 조개 속의 진주 씨앗과 같이 미미하다. 그러나 이 씨앗은 결합조직의 일부분과 결합하여 더 큰 제한 요인으로 발전한다. 쿠션과 같이 충격 흡수를 하고 자극으로부터 보호를 해주는 결합조직으로 성장하기도 한다. 씨앗은 물리적 요인일 수도 있고 감정적인 요인일 수도 있다. 물리적인 요인에 대해서는 몇 가지 시나리오가 있다.

가슴이 성숙해지기 시작한 소녀들은 그걸 가리고 싶어 한다. 그래서 흉골 안쪽을 오므리기 위해 어깨를 구부리다가 후면 경첩부에 스트레스가 쌓인다. 또 키 작고 통통한 소년들은 가슴 근육을 자랑하려고 젖꼭지 윗부분을 과도하게 긴장시키는데 이때에도 어깨를 둥글게 말며 잔뜩 힘을 주곤 한다. 이외에도 다양한 형태의 성장 과정에서 겪는 요소들에 의해 고정 패턴이 몸에 생긴다. 몸을 통제하고 무언가 감추려는 태도가 긴장을 몸에 쌓는다는 말이다. 그 중 몸을 자연스럽지 않은 방향으로 통제하려는 태도가 가장 결정적인 고정 요인이 된다.

몸을 통제하는 요소들에는 한계가 있게 마련인데, 감정적인 요소와 구조적인 요소가 다양하게 작용을 해서 다양한 고정패턴으로 이어진다. 이러한 패턴들이 밴드 형태로 몸에 각인된다. 가슴 중간에 있는 밴드는 특정한 사고 패턴에 영향을 받아 생길 수도 있고 성장하는 가슴을 가리려는 태도에 의해서도 생길 수 있다. 호흡을 참으려는 태도, 남과 똑같이 보이려고 몸을 통제하는 태도, 또는 호흡계 질환을 통해서도 가슴 밴드에 긴장이 쌓일 수 있다. 하지만 이 모든 원인들이 몸에 드러나는 형태는 대부분 비슷하다.

겨드랑이를 보호하려고 양팔을 잔뜩 수축하려는 자세에서도 가슴 밴드가 긴장한다. 겨드랑이는 매우 민감한 부위라서 대부분의 사람들이 이를 보호하는 자세가 비슷하다. 가슴 밴드가 긴장하면 할수록 신체의 다른 부위까지 영향력이 전달된다. 특히 겨드랑이를 감추려고 움츠리는 패턴이 강해질수록 가슴 밴드는 더욱 긴장하고 흉곽 측면 상부 전체가 확장되기 어려운 구조를 갖게 된다.

예전에 나에게 치료를 받은 사람이 있었다. 그의 1살 유아기 때 사진을 봤는데 어깨가 매우 좁고 높게 올라가 있어서 목을 확인하기 힘들 정도였다. 또 팔은 몸 측면으로 잡아 당겨진 모습으로 겨드랑이를 보호하는 형상이었다. 8세에서 9세 정도에는 보기에 뭔가 '껄렁한' 몸을 갖게 되었고 구부정한 신체를 가진 채 성장하게 되었으며, 어른이 되었을 때는 다른 신체 부위에 비해 가슴이 너무 협소해졌다. 이 사람에게 바디워크를 해줬더니 극적인 변화가 일어났다. 바디워크를 통해 그가 전혀 새로운 가슴 구조를 갖게 된 것은 아니다. 압박을 받아 협소해진 흉곽이 바디워크를 통해 원래의 모습을 되찾게 된 것뿐이다.

감정적인 요소도 어린 시절부터 몸에 각인이 되면 구조를 결정하게 되고, 성인이 되어서 그 사람의 성향을 결정짓는 요소로 작용하게 된다. 이런 문제는 단지 몸 한 부위가 수축해서 다른 부위로 전파된 현상은 아니다. 한 부위가 아닌 몸 전체가 관여를 한 것이고 나이가 들어갈수록, 그리고 신체를 활용하는 정도에 따라 패턴이 강화되어 간 것이다. 우리가 해부를 한 두 유아의 시체를 볼 때, 고정 패턴은 어머니 뱃속에 있을 때부터 몸에 쌓이는 것 같다. 신생아에게서도 섬유 응집이 시작된다. 여기에 시간이 갈수록 다양한 형태의 긴장 요소가 쌓이면 이때 응집된 섬유는 넓은 형태의 건으로 발전한다. 해부를 해보니 확실히 피부 아래쪽에 건처럼 보이는 구조물이 보이고 느낌도 건과 같았다. 하지만 '정상적인' 해부학 책에는 피부 아래쪽에 건이 위치한다는 설명이 없다.

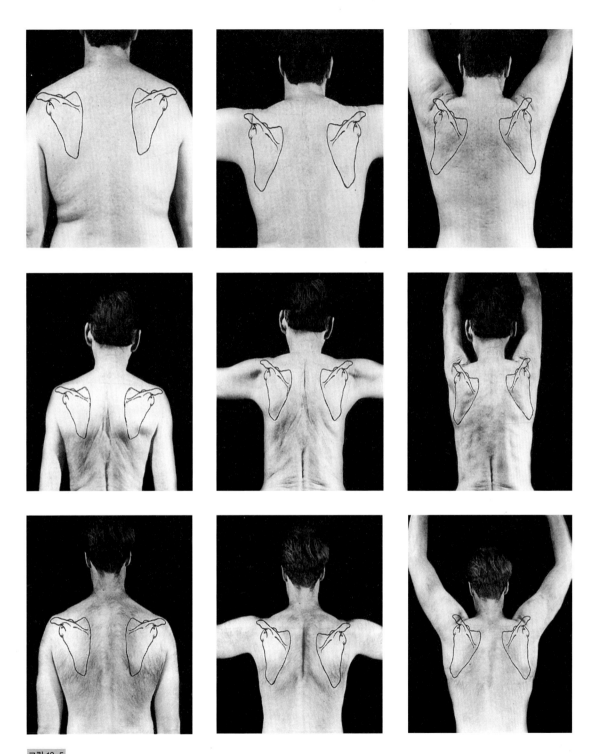

그림 12-5

여기서 제시한 어깨 사진과 그 움직임을 통해 세 가지 다른 형태의 체형을 비교해 볼 수 있다. 견갑골은 외곽선으로 처리했다. 각각의 체형에서 팔꿈치, 목, 그리고 척추를 따라 어떤 근육들이 동원되는지 확인하라.

이러한 제한 요소들은 인간이 '직립' 하는 동물로 진화하는 것을 방해한다. 흉곽이 붕괴하고 머리가 앞으로 이동하면 어깨는 위로 올라간다. 머리가 앞으로 이동하는 힘을 받아 다른 부위에 긴장 패턴이 쌓일 수도 있다. 어떤 게 먼저 작용했는지는 명확히 판단하기 어려우며 사실 그런 판단 자체가 그다지 중요한 것은 아니다. 인간의 몸에는 움직임을 통제하기 쉬운 부분도 있다. 문제의 원인이 무엇인지 상관없이 이렇게 다양한 요소들이 몸에 독특한 억제 패턴을 만들어 낸다.

앞에서 소개한 7개의 밴드는 모든 사람에게서 똑같은 형태를 지니지는 않으며 위치와 모양에서 약간의 차이점이 있다. 모든 밴드는 전체적으로 하나의 구조를 형성하는데 사람에 따라서 하나의 밴드가 느슨해지면 다른 부위의 밴드가 딱딱해지는 것과 같은 반응을 보인다. 어떤 이는 넓은 가슴을 지니고 있고, 또 어떤 이는 앞뒤로는 좁지만 좌우로는 넓은 가슴을 지니고 있을 수 있다. 이러한 개인차에 따라 밴드의 위치와 딱딱함은 달라진다. 하나의 밴드는 그 자체로 독립된 구조물이 아니라는 점을 기억하기 바란다. 밴드는 전체 결합조직 배드 안에서 섬유와 매트릭스 구조 사이의 균형이 국소적으로 변화된 결과물이다.

CHAPTER 13
서혜 밴드와 척추

몸 앞쪽에서 봤을 때 눈에 띄게 드러나는 또 다른 형태의 밴드는 바로 서혜 밴드inguinal band이다 **그림 13-1**. 서혜 밴드는 순결 벨트(chastity belt, 과거 여성이 차던 정조대)로 부르기도 한다. 이 밴드는 골반 앞쪽 윗부분에서 가장 튀어나온 좌우 전상장골극을 이어주며 아래쪽으로 반달 모양을 하고 있다. 복직근이 치골에 부착되는데, 서혜 밴드는 이 복직근 아랫단을 가로질러 하복부를 넓게 지나며 막 섬유뿐만 아니라 지방까지도 포함한다. 서혜 밴드를 이루는 섬유와 지방은 골반 깊숙한 부위까지 채우고 있다.

서혜 밴드를 이루는 지방 또한 일종의 결합조직이다. 지방 방울이 모여 세포 크기가 커지는데, 이렇게 이루어진 지방 조직엔 세포간질이 거의 없으며 섬유는 지방 세포 사이에 밀집된다. 세포간질이 없는 지방 세포는 가동성이 떨어지므로 에너지와 움직임을 억제하는 역할을 한다.

서혜 밴드는 윗몸 일으키기나 다리 들기와 같은 반복적인 운동을 자주 하는 사람들에게서 잘 드러난다. 예를 들어 운동선수들은 대부분 서혜부를 가로지르는 라인이 있으며, 하복부가 선반같이 솟아 있는 패턴을 지니고 있다. 이 라인은 배꼽과 치골 사이 중간쯤에 위치하며 만져보면 딱딱한 느낌이 든다. 이렇게 솟아 있는 구조물 바로 위쪽 조직은 매우 부드럽다.

"아무리 다이어트를 해도 배가 안 들어가고 오히려 더 나오는 것 같아요."라는 푸념을 하는 이들이 많다. 하지만 툭 튀어나온 배와 다이어트는 그다지 관계가 없다. 튀어나온 배는 가슴 밴드 위쪽이 긴장되거나 서혜 밴드 아래쪽이 딱딱한 것 때문에 발생하는 제한 상황을 피하는 과정에서 만들어진다. 또는 배꼽 밴드가 있는 복부 중앙에서 긴장이 발생해도 똥배가 생긴다. 이 배꼽 밴드에 대해서는 15장에서 다룬다.

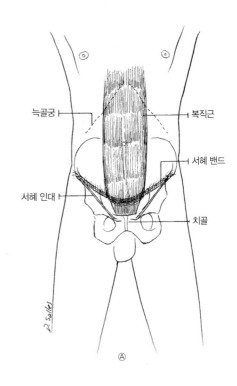

늑골궁 / 복직근 / 서혜 인대 / 서혜 밴드 / 치골

Ⓐ

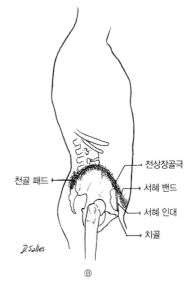

천골 패드 / 전상장골극 / 서혜 밴드 / 서혜 인대 / 치골

D.Salles

Ⓑ

그림 13-1
서혜 밴드: 전면과 측면 그림

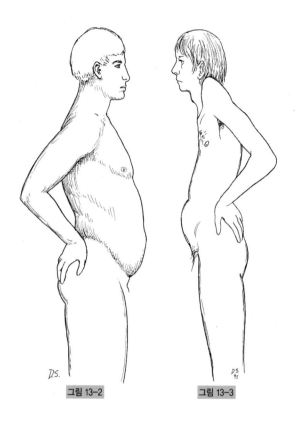

그림 13-2   그림 13-3

의 이러한 구조 때문에 골반에 긴장이 쌓이고 주변의 결합조직이 압박을 받을 수 있다. 서혜 밴드가 골반 옆쪽에서 당기는 힘에 의해 마치 섬유의 주름과 같은 구조가 깊은 층에서 발생한다. 비슷한 형태의 당기는 힘이 골반 뒤쪽의 천골과 좌우 장골 사이에서도 발생할 수 있으며 그 결과 허리에 건과 같은 구조물이 형성된다. 이렇게 경결된 조직을 만져보면 마치 피부 아래에 작은 밧줄이 있는 느낌이 든다. 어떤 사람은 이러한 밧줄에 매듭이 진 것 같은 느낌을 받기도 한다. 천골 위쪽과 하부 요추 사이에 이렇게 스트레스가 쌓이면 골반 왼쪽과 오른쪽에 서로 당기는 힘이 발생하게 된다.

대부분의 '요통'은 바로 이 부위에서 발생한다. 로프처럼 딱딱해진 조직은 천골과 양쪽 장골을 모두 잡아당겨 천장관절의 움직임을 방해한다. 천장관절에 가동성이 떨어지는 것이 바로 요통증후군의 주요한 원인이다. 어린아이들을 보면 천골의 움직임이 정말 풍부하다. 하지만 보통 십대에 접어들면서 이러한 움직임은 점차 줄어들기 시작한다. 대부분의 문화권에서 골반의 움직임을 통제하기를 원하고 또 통제될 수밖에 없는 환경에서 아이들이 성장하기 때문이다.

서혜 밴드는 골반 뒤쪽에서 천골 위에 있는 막 조직 그리고 지방 패드와 합쳐진다. 이 부위의 조직들이 지나치게 두툼해지는 것도 천장관절 움직임을 방해하는 요인이 된다. 서혜 밴드는 천골에서 아래쪽으로 내려가 꼬리뼈 방향으로 이어지며 마치 작스트랩(jockstrap, 남성 전용의 섹시한 팬티. − 옮긴이)과 같은 모양을 지니게 된다. 골반 하단의 V자 모양으로 된 부위와 다리 사이까지도 서혜 밴드 라인이 이어진다. 이 부위의 섬유 조직과 지방 조직은 서로 합쳐져 양쪽 다리 사이, 다시 말해 꼬리뼈와 좌골지 그리고 치골이 이루는 공간을 채우는 보충재 역할을 한다. 특히 남자들에게서 이곳 V자 모양을 한 좌골지 부위가 압박을 받아 지나치게 좁아지면 주변 조직이 시멘트처럼 딱딱해지며 골반 기저부 전체에 그 딱딱함이 가득한 느낌이 든다. 이렇게 서혜 밴드는 인체 표면에 드러난 구조이면서 동시에 몸의 특정 공간을 가로지르는 구조물이기도 하다.

일반적으로 두 종류의 비정상적인 복부 패턴abdominal patterns이 있으며 각각엔 변형 패턴이 존재한다. 첫 번째가 하복부가 억눌린 패턴이다. 이런 복부 패턴을 지닌 사람은 허리가 뻣뻣하고 윗배가 나오게 된다 그림 13-2. 두 번째는 흉곽 하부와 배꼽 사이에 긴장이 있는 패턴이다. 이런 패턴을 가진 사람은 윗배에 긴장이 있고 배꼽 아래가 튀어 나온다 그림 13-3. 신체 어느 부위에 긴장이 생기면 다른 부위는 어쩔 수 없이 튀어나오게 된다. 긴장된 부위의 조직이 어딘가로 밀리기 때문이다. 연부조직도 자신이 움직일 공간이 필요하지만 호흡이 제대로 이루어지기 위해서도 공간이 필요하다. 사람들은 보통 윗배를 내밀거나 또는 아랫배를 내밀면서 호흡을 한다. 어떤 경우든 몸에 고정패턴이 생기면 호흡, 에너지 그리고 움직임의 자연스러운 흐름이 차단된다.

서혜 밴드는 엉덩이 옆쪽으로 이어지는데 장골능 바로 하단부를 가로지르는 것처럼 보인다. 서혜 밴드

서혜 밴드는 몸 앞쪽에서 보면 쉽게 확인할 수 있고 촉진 가능하다. 이는 대부분의 사람들에게서 같지만 긴장도에서는 어느 정도 개인차가 있다. 몸 뒤쪽의 서혜 밴드는 골반 상단을 수평으로 가로지르며 이곳에 긴장이 쌓이면 표층에서 밧줄과 같은 구조물이 생긴다. 더 깊은 쪽에서는 천골 상부와 좌우 측면에도 긴장이 생긴다. 서혜 인대는 둔부 근육을 둘러싼 막 조직과 연계되어 있으며 골반 표층에서 심층까지 이어져 있다. 남자들 대부분이 골반 기저부, 즉 다리 사이가 매우 좁다. 그 결과 몸 앞의 복부는 상대적으로 넓은 비율을 갖게 되어 골반 부위가 날개를 펼친 듯 넓게 보인다.

남자들에게 있어 서혜 밴드는 사타구니 앞쪽을 연결해주며 하복부를 잡아주는 것처럼 보인다. 반면 여자에게서는 종종 몸 앞쪽이 아닌 허리, 그 중에서도 천골을 가로지르는 영역을 좁아지게 한다. 양자 모두 골반 바깥쪽 긴장이 안쪽에도 영향을 미친다. 골반 안쪽뿐만 아니라 바깥쪽에도 근육이 잘 구조화되어 있다. 골반 근육 바깥쪽의 결합조직은 허리 하부에서 다리 바깥쪽의 움직임까지 연계되어 있다 그림 13-4 .

요근의 결합조직은 요추 추체 전면에서 시작해 허벅지 안쪽의 소전자에 부착된다 그림 13-5 . 골반 천층과 심층에 있는 두 종류의 막 조직은 서로 균형을 이루고 있다. 따라서 한쪽에 긴장이 생기면 다른 쪽에도 영향이 가며 골반과 다리의 모든 움직임에도 문제가 생긴다.

걸을 때면 장요근, 이와 관련된 막 조직, 그리고 골반 안쪽에서 관여하는 모든 근육이 동원된다. 요근에 대해서는 19장에서 자세히 다루기로 하겠다. 장요근 복합체의 일부분인 장골근은 골반 안쪽을 지나며 치골을 사선으로 가로질러 대퇴 안쪽의 소전자에 부착되는데, 골반 뒤쪽에 고정이 생겨 긴장되면 좌우의 전상장골극은 앞쪽에서 넓어진다. 그렇게 되면 장골근은 딱딱해져 제 기능을 하기 힘들만큼 짧아진다. 이때 골반은 앞쪽 아래 치골 방향으로 당겨진다. 장골근이 매우 짧아지면 다리 안쪽에 긴장이 생겨 고관

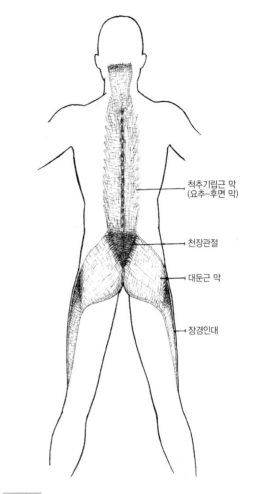

그림 13-4
표층 근육을 덮고 있는 결합조직은 허리 아래쪽과 다리 바깥쪽 움직임과 관련이 있다.

척추기립근 막
(요추-후면 막)

천장관절

대둔근 막

장경인대

절을 안쪽으로 압박한다. 결과적으로 치골 주변에 긴장이 생긴다. 복부 아래쪽을 가로지르는 서혜 밴드는 안쪽의 긴장에 의해 영향을 받는데 그 결과 치골 위쪽에 지방 조직이 두툼하게 쌓이기도 한다. 남성에게 있어서 성적인 기능과 발기감도 서혜 밴드와 관련이 있다. 따라서 서혜부와 치골부에 제한이 생기면 성적인 즐거움도 감소한다. 성기가 마치 긴장된 서혜 밴드에 잡힌 것과 같아서 오르가즘의 파동이 몸의 다른 부위로 전파되기 힘들기 때문이다. 음낭 주변에만 이런 긴장이 생기지는 않는다. 서혜부 측면에서도 비슷

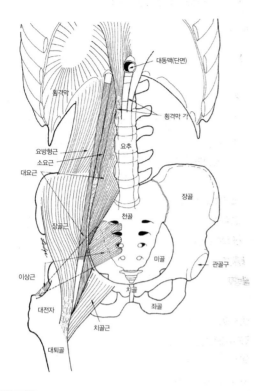

그림 13-5
아이다 롤프 박사의 책인 『롤핑』에서 가져온 그림이다. 골반 안쪽의 요근과 장골근이 잘 드러나 있다. 이 골반 안쪽의 근육들을 둘러싼 결합조직은 복부 안쪽, 하부 허리 안쪽, 그리고 허벅지 안쪽과 서로 이어져 있다.

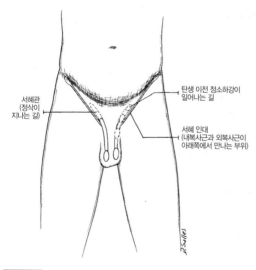

그림 13-6
서혜 밴드와 정소하강 descent of testes

한 긴장이 발생한다. 고환은 태어나기 전에 몸 외측으로 이동하는데 하복벽의 얇은 층 사이를 지나서 서혜관을 따라 내려가 음낭이 된다 **그림 13-6**. 서혜 인대의 영향으로 이 부위에도 문제가 생길 수 있다.

서혜관inguinal canal은 특히 남성 문제를 자주 일으키는 부위이다. 서혜부탈장inguinal hernia과 같은 질환은 과도한 긴장이 서혜부에 쌓이거나 안 좋은 자세로 인한 고정패턴이 음낭 부근에 발생해서 생긴다. 우리는 서혜 밴드의 긴장을 감소시키면 서혜부탈장과 같은 문제를 줄일 수 있다는 사실을 발견했다. 대부분의 남자들 서혜부는 긴장되어 있다. 서혜부에 불편함이나 통증이 생겨 '만지기도 어려울' 정도면 긴장이 쌓이고 있다는 증거다.

서혜 밴드는 남녀 모두에게서 호흡을 할 때 자주 드러나는 구조물이다. 호흡을 할 때 복부는 서혜 밴드까지 내려가지만 치골까지는 내려가지 않기 때문이다. 여자의 서혜 밴드는 남자보다 조금 더 복부 아래 깊숙한 곳까지 관여한다. 특히 여성의 서혜 밴드는 난소 아래 부위를 받쳐주며 일반적으로 난소와 생식기 경계에 해당된다. 그렇기 때문에 서혜 밴드는 여자의 월경전증후군PMS, premenstrual syndrome에도 영향을 미친다. 서혜 밴드의 긴장이 쌓이면 PMS를 약으로 쉽게 해결하기 어려운 지경에 이르게 된다. 또 서혜 밴드는 복부 깊숙한 곳에서 선반처럼 받쳐주는 구조를 하고 있어서 임신이 되었을 때 자세를 바꾸기 어렵게 하는 요소로 작용하기도 한다. 임신을 하게 되면 뱃속의 아이는 서혜 밴드가 만드는 선반 위에 안착되기 때문에 아이의 몸무게가 거기에 걸린다. 그 결과 자극 받은 서혜 밴드는 조직이 두꺼워지면서 탄성이 떨어진다. 더 안 좋은 것은 출산 후에도 두꺼워진 조직이 그대로 남는다는 점이다.

서혜 밴드는 몸 뒤쪽에서 넓어지며 종종 12번 늑골까지 이어지기도 하는데 여기서 척추 주변을 지나는 근육의 막들과 결합한다. 앞에서 이미 이야기 했지만 가슴 밴드는 흉추 6번 부근의 후면 경첩부까지 이어진다. 이러한 밴드들의 영향으로 확실히 척추의 구조와 기능에 장애가 생기는 것 같다. 반대로 척추의 움직임이 제한되면 밴드들에 긴장을 쌓아 뻣뻣하게 만든다. 밴드의 작용으로 척추의 기능이 제한되면 자세문제도 발생하며 행동에도 영향이 간다. 따라서 전체주제에서 약간 벗어난 것 같지만 여기서 척추의 구조와 기능이 밴드와 어떤 영향을 주고받는지에 대해서설명할 필요가 있을 것 같다.

목 뒤쪽에서 천골까지 세로로 지나는 근육과 막 조직은 매우 복잡한 형태의 층을 이룬다. 이러한 연부조직 때문에 척추의 다양한 움직임에 안정성이 생긴다. 척추는 겉으로 봐서는 비슷한 형태를 지니지만하나하나가 모두 다른 형태를 하고 있다. 디자인도다르며 크기도 다르다. 이러한 다양성 때문에 척추부위마다 움직임의 방향과 가동범위가 달라진다. 일반적으로 밴드는 척추의 변곡점에 존재한다. 머리와목 사이에 있는 후두골–경추 연접부, 목과 가슴 사이에 있는 경추–후면 경첩부 연접부, 가슴과 허리 사이에 있는 흉추–요추 연접부, 허리와 천골 사이에 있는요추–천추 연접부, 그리고 천골과 꼬리뼈 사이에 있는 천추–미추 연접부는 척추 흐름에 변화가 일어나는 부위이며 밴드가 관여하는 부위이기도 하다. 그림에서 보이는 후면 경첩부는 아이다 롤프가 새롭게 첨가한 부위이다 **그림 13-7** .

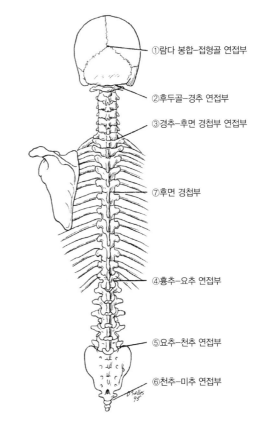

①람다 봉합–접형골 연접부

②후두골–경추 연접부

③경추–후면 경첩부 연접부

⑦후면 경첩부

④흉추–요추 연접부

⑤요추–천추 연접부

⑥천추–미추 연접부

그림 13-7
척추의 연접부

살아서 움직이는 생명체에게 있어 움직임 패턴의변화는 어렵지 않게 볼 수 있다. 인간에게 있어 후면경첩부에서 일어나는 척추 모양의 변화는 매우 미묘하다. 후면 경첩부에서 척추의 모양과 기능이 변하는이유는 이 부위의 연부조직과 뼈뿐만 아니라 척추 전체가 관여하기 때문이다. 물론 척추의 다른 연접부에서도 비슷한 변화가 생기지만 후면 연접부는 흉곽 상부에 있기 때문에 조금 더 중요한 부위이다. 가슴 상부에서는 견갑대와 주변의 연부조직이 척추 움직임에 관여해 안정성을 증가시키는 역할을 한다.

척추 추체 바로 앞쪽엔 자율신경계가 지난다. 이자율신경계는 척추 기저부에서 머리까지 이어지며,자율신경계가 지나가는 곳엔 일련의 신경총들이 존재한다. 이러한 신경 구조 때문에 정보 흐름에 장애가 발생하는 경우가 생긴다. 이는 마치 폭주하는 전화 회선이 막히는 것과 비슷하다. 물론 정상적인 척추 구조에서 신호가 전달된다면 다양한 방향으로 매끄러운 전도가 일어난다. 하지만 자율신경계의 신경총이 위치한 곳은 앞에서 언급한 밴드와 연접부 근처이다. 척추에서 가장 움직임이 많이 일어나는 곳이자율신경계의 활동 센터와 밀접한 관련이 있다는 것은 매우 흥미로운 사실이다. 그렇기 때문에 척추 연접부에서 움직임이 자유롭게 이루어지면 신경계 흐름도 좋아지며 결과적으로 몸의 물질대사까지 좋아지게 된다.

어머니 뱃속의 아이가 몸을 말고 있을 때 등은 C 자 모양을 하고 있다 그림 13-8 . 하지만 이미 이야기 했듯, 이때의 만곡은 매끄럽지 않으며 단지 밴드들이 등에 줄지어 이어져 있는 구조를 하고 있다. 이러한 밴드들이 나중에 연접부로 발전한다. 태아의 C자 만곡은 탄생 후 몸을 움직여 펼 때 열리게 된다. 결국 두 발로 서서 걸을 수 있게 되면서 척추는 점차 뱀의 척추처럼 다양한 형태의 방향과 각도를 지닌 구조로 변해간다.

보니 베인브릿지 코헨Bonnie Bainbridge Cohen이 개발한 바디마인드센터링Body-Mind Centering에서는 발달 과정 움직임 시퀀스Developmental Movement Sequences라는 개념을 활용해 척추 만곡과 움직임의 상관관계를 설명한다. 코헨의 시퀀스에 따르면 태어나서 하루 된 신생아는 머리를 신전한다. 또 얼마 지나지 않아 머리를 들어올리고, 그 다음엔 손으로 미는 동작을 한다. 물고기처럼 좌우로 스윙하며 대측성운동homolateral movements을 하게 되면서 아이의 몸엔 온전한 가동성이 갖추어지고, 대측성 기기와 골반 락킹을 거쳐 네발 기기 단계를 지나 성장한다 그림 13-9 .

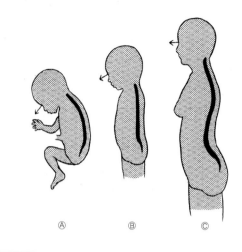

그림 13-8
Ⓐ 태아 몸의 C자 만곡.
Ⓑ 걷기를 시작하며 척추가 펴진다.
Ⓒ 정상적인 척추를 지닌 성인이 되었을 때의 척추 만곡.

코헨이 이야기하는 발달과정의 움직임 시퀀스는 척추 만곡과 해당 자율신경총의 활동에 상응한다. 그림 13-10 에는 척추의 연접부가 잘 나타나 있다.

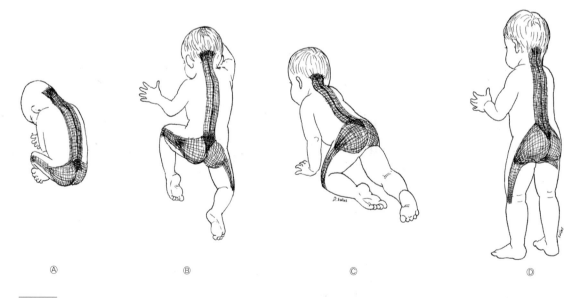

그림 13-9
보니 베인브릿지 코헨의 발달과정 움직임 시퀀스:
Ⓐ 자궁내에서 몸을 굽히고 있는 아이, Ⓑ 대측성 기기, Ⓒ 네발 기기, Ⓓ 서기

코헨은 자신이 이야기 하는 시퀀스 중 일부가 어린 시절에 제대로 진행되지 않으면 척추에 기능장애가 생길 수 있다는 사실을 알고 있었다. 물론 어린 시절에 제대로 거치지 못한 시퀀스는 성인이 되어서 적절한 움직임 패턴을 익힘으로써 교정할 수 있다. 살아가면서 겪는 수많은 형태의 트라우마에 의해 척추의 연접부가 제대로 활성화 되지 못하게 될 수 있다. 이 중에서 가장 큰 문제는 아주 어렸을 때 생긴다. 이제 막 태어난 아이의 발을 들고 대롱대롱 매달아 등을 찰싹 때리는 것은 아이의 척추 안정성에 엄청난 악영향을 끼친다. 아이의 머리가 아래로 향하면서 척추가 강압적으로 뒤쪽으로 펴지게 되면 척추 만곡을 비틀게 되며 주변 막 조직을 약하게 하는데 이러한 충격은 물결처럼 몸 전체에 퍼져나간다. 이때의 충격은 자동차 사고가 났을 때 생기는 편타성 손상whiplash injury과 유사하다.

대부분의 사람들은 무의식적으로 몸을 움츠리며 태아였을 때 가지고 있던 C자 척주 만곡을 만든다. 몸에 있는 밴드들이 척추의 연접부를 압박하고 있기 때문에 이런 문제가 가중된다. 밴드들은 몸을 가로지르며 구조를 압박하는데 이때의 압박으로 몸을 똑바로 세우면서 척추를 앞뒤로 요동할 수 없게 된다. 밴드는 기본적으로 우리 몸을 앞쪽 아래로 잡아당기는 역할을 한다. 운동학적으로 볼 때 이때의 굴곡경향성은 기립 자세를 취하면서 몸을 펴려고 할 때 발생하는 신전경향성 또는 몸이 확장되는 것을 방해한다. 이때 신전되려는 힘을 방해하는 것은 척추(몸)가 수축해서 그런 게 아니다. 밴드와 같은 연부조직이 긴장함으로써 몸이 확장되는 것을 방해하기 때문이다.

인간은 몸을 앞으로 굽힌 자세에서 감정적으로 안정감을 느낀다. 이때의 안정감은 어머니 뱃속에서 각인된 안정감이다. 하지만 성인이 된 후에 받는 진정한 안정감은 똑바로 서서, 유연한 몸으로, 탄력 있게 움직일 때 찾을 수 있다.

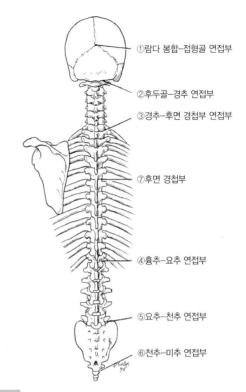

①람다 봉합-접형골 연접부

②후두골-경추 연접부

③경추-후면 경첩부 연접부

⑦후면 경첩부

④흉추-요추 연접부

⑤요추-천추 연접부

⑥천추-미추 연접부

그림 13-10
척추의 연접부

머리의 움직임을 제한하는 두 개의 밴드가 있다. 이 중 턱 밴드chin band는 경추 1번과 후두골 연접부에 위치하며, 눈 밴드eye band는 안대처럼 눈을 감싸고 뒤쪽으로 이어진다. 두 밴드 모두 머리를 가로질러 지나가기 때문에 여기에 긴장이 쌓이면 전체적으로 두개골 균형을 제대로 감지하지 못하게 된다. 두개골 표피 조직에 습관적 긴장habitual tension이 쌓이면 두개골을 구성하는 뼈들 사이의 관계가 변화한다. 다시 말해 전두골이나 하악골과 같이 큰 뼈뿐만 아니라 눈 주변과 뒤쪽에 위치한 작고 섬세한 뼈들의 위치까지 어긋나게 된다. 이렇게 표피에서 일어난 밴드 모양의 긴장은 두개골을 구성하는 전체 뼈에 영향을 미치며 간접적으로 뇌간, 변연계, 뇌하수체와 송과선 같은 신경계에도 영향을 미친다.

CHAPTER 14
눈 밴드와 턱 밴드

눈 밴드는 귀 바로 위쪽과 눈을 가로지르며 그림 14-1 뒤쪽으로 이어져서 람다 봉합에서 끝난다. 얼굴 전면 중간부에서 시작된 눈 밴드는 코와 눈 주변의 근육들을 가로지른다. 안와 주변을 둥글게 싸고 있는 근육과 귀를 씰룩거릴 수 있게 해주는 근육, 그리고 측두근과 턱 주변까지 이어진 막 조직도 눈 밴드와 관련이 있다.

눈구멍을 구성하는 뼈는 여러 개로 이루어져 있다 그림 14-2. 위쪽으로는 이마 전체를 차지하는 뼈인 전두골, 내측으로는 비강의 상부 내측까지 포함하는 누골과 사골이, 그리고 아래쪽으로는 상악골이 위치한다. 외측으로는 귀 주변에서 아치 모양을 하고 있는 관골이 위치하며, 뒤쪽에는(안와 뒤쪽) 뇌의 기단부를 형성하는 접형골이 위치하고 있다. 이러한 뼈들은 봉합 관절로 연결되어 있다. 두개골의 뼈를 이어주는 봉합suture은 해부학자들이 움직이지 않는 관절로 여겼다.

윌리암 서더랜드William Sutherland는 두개골 정골의 학cranial osteopathy의 창시자이다. 그는 두개골 사이에서 미세한 움직임이 일어난다는 사실을 알게 되었고 이를 두개골의 호흡the breathing of the skull이라고 명명했다 (William G. Sutherland, "*The Cranial Bowl*," Meridian, Idaho: The Cranial Academy, 1948). 그에 따르면 이 두개골 호흡은 머리의 기능을 유지하는데 필수불가결한 요소이다. 비록 두개골 호흡은 그 움직임이 아주 미세하지만 그럼에도 불구하고 두개골 봉합 사이에서의 움직임은 얼굴의 표정을 만들고 시각, 청각, 후각, 미각 등의 감각들을 자유롭게 느끼는 데 관여한다.

눈 주변에 긴장이 쌓이면 얼굴 전체가 압박을 받아 좁아지게 된다. 즉, 안구 주변 뼈들은 짓눌리게 되며, 안와와 안구에 계속해서 긴장이 쌓이게 된다. 눈동자를 움직이는 근육에 긴장이 없어야 변화에 잘 적응하게 되고 가까운 거리와 먼 거리를 잘 볼 수 있다. 앞

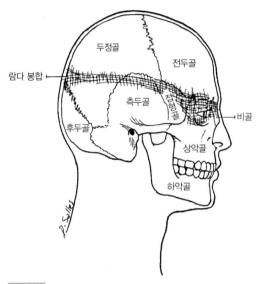

그림 14-1
눈 밴드

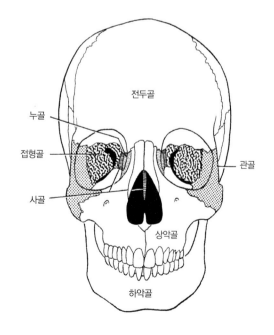

그림 14-2
안와 주변의 뼈들

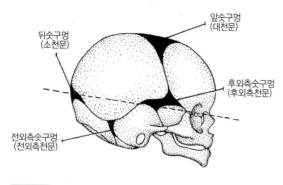

그림 14-3
태아와 신생아 두개골에 있는 숫구멍은 아직 두개골을 이루는 뼈들이 융합되지 않은 부위이다. 점선으로 표시한 부분은 발생학적으로 최초의 만곡이 생기는 지점이다.

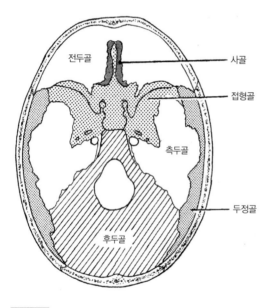

그림 14-4
두개골 안쪽에서 접형골과 후두골이 만나는 부위를 주의 깊게 살펴보라. 이 그림에는 두개골 수기요법에서 강조하는 요소들이 잘 드러나 있다.

에서 이야기 했듯, 결합조직에 긴장이 쌓여 딱딱해지면 이러한 적응력이 감소할 수밖에 없으며 주변 뼈들은 압박을 받게 된다. 이렇게 눈 주변 뼈들이 압박을 받아 가동성이 떨어진 상태에서 시간이 지나면 안구의 형태와 적응성 모두 문제가 생긴다. 이게 바로 시

력 문제를 일으키는 흔한 이유 중 하나이다. 습관적 긴장이 쌓여 눈에 단방향성 고정이 생기면 감정을 표현하는 데에도 문제가 발생한다.

인체에서 가장 높은 곳에 위치한 눈 밴드는 뒤쪽의 람다 봉합으로 이어진다. 람다 봉합은 뒤숫구멍(posterior fontanelle, 소천문)에 해당된다. 람다 봉합은 척추에 있는 만곡처럼 명확하게 드러난 구조는 아니다. 발생학적인 관점에서 보면 이곳은 정수리 뼈들이 서로 융합한 지점이다. 사실 발생학적으로 이 부위는 몸에서 최초로 만곡flexure이 발생한 지점이기도 하다 **그림 14-3** .

안와와 접형골의 관계에 대해서는 이미 이야기 했다. 접형골 또한 안와와 마찬가지로 다양한 뼈들이 만나는 허브와 같은 곳이다. **그림 14-4** 는 접형골 위쪽에서 관찰한 그림이다. 접형골은 눈 바로 옆에서 납작하게 나비가 날개를 펴고 있는 모양을 하고 있다. 날개는 머리의 표면까지 이어지고 있는데 이러한 구조 때문에 두개골 표면에 긴장이 쌓이면 접형골도 자물쇠처럼 잠기게 된다. 눈 밴드에 긴장이 쌓여도 접형골의 움직임이 제한된다. 거꾸로 머리 안쪽의 긴장이 바깥쪽으로 표출되기도 한다.

돈 존슨Don Johnson이 쓴 책『변화무쌍한 몸』"*The Protean Body*" 표지에는 공간에 떠 있는 접형골 그림이 보인다. 골반과 마찬가지로 접형골도 다른 뼈들과 상호작용을 하고 있는 중요한 뼈이다. 그런데도 마치 독립적으로 분리되어 있는 것처럼 오인할 때가 많다. 우리가 생각하는 것보다 접형골은 훨씬 중요한 뼈이다. 몸이 유동적으로 움직이게 되면 접형골은 골반과 서로 상호작용을 하며 마치 콘서트를 하듯 조화롭게 움직인다. 이 둘은 서로 떨어져 있지만 밀접하게 연계되어 있기 때문에 한쪽이 움직이지 못하면 다른 쪽도 움직임 제한이 생긴다. 이러한 사실은 서더랜드의 두개골 정골요법 이론에 잘 설명되어 있다. 접형골과 골반은 둘 다 내분비계에서 중요한 기관을 보호하고 있다. 접형골 중심부 움푹 들어간 부위엔 뇌하수체가 자리하고 있고, 골반은 생식기를 보호하고 있다.

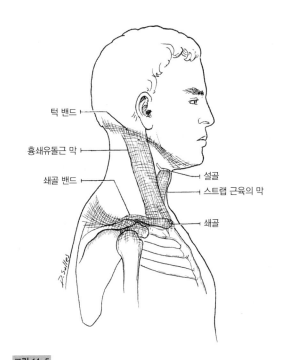

그림 14-5
턱 밴드와 쇄골 밴드

두개골 정골요법 전문가들은 접형골의 움직임을 감지할 수 있다. 물론 접형골의 움직임이 선천적인 몸의 리듬 때문인지 아니면 호흡에 따른 반응 때문인지는 논란의 여지가 있다. 어떤 경우든 두개골에 리듬이 있다는 것은 관찰할 수 있고 촉진할 수도 있다. 우리는 이러한 리듬이 골반과 접형골 사이에서 서로 연계되어 있는 것을 확인했다. 이러한 연계성 때문에 한쪽 끝에서 문제가 생겨 리듬의 흐름에 문제가 생기면 다른 쪽 끝의 움직임도 제한되고 억제된다.

턱과 바로 그 밑부분을 포함하는 밴드는 머리와 경추 1, 2번이 만나는 부위를 지난다 **그림 14-5**. 턱 밴드가 긴장된 사람은 두툼한 턱을 지니고 있으며 오래된 잡지의 광고 페이지에 등장한 쌍턱을 지닌 인물을 보는 느낌을 받는다. 이 밴드는 목 앞쪽에 떠 있는 설골을 둘러싸거나 아래로 당기는 역할을 한다. 설골은 U자 모양을 하고 있는데 하악각과 목 사이에 위치한다. 이 설골에는 스트랩 근육strap muscles이 달라붙는다. 스트랩 근육은 설골과 목 사이를 이어주는 여러

개의 근육을 합쳐 부르는 용어다. 이 설골은 흉골과 턱 사이를 다리처럼 이어주는 징검다리 역할을 한다.

설골에 습관적 긴장이 쌓이면 다른 근육에서와 마찬가지로 섬유 누적이 발생한다. 목에 있는 스트랩 근육에 과도한 긴장이 쌓이면 설골은 아래쪽으로 당겨지며 마치 턱이 두 개인 것처럼 보인다 **그림 14-5**.

설골과 턱 아래쪽에서 옆으로 뻗어나간 턱 밴드는 턱 선을 타고 약간 위쪽으로 올라가며 하악각을 지난다. 하악각이나 귀 바로 아래쪽에 종종 패드가 형성되는 것도 이 턱 밴드에 과도한 긴장이 쌓여 섬유들이 두툼해지기 때문이다. 이렇게 두툼해진 섬유에 의해 턱의 가동성이 눈에 띄게 떨어진다. 턱 관절에서는 미끄러지는 움직임과 경첩처럼 접히는 움직임이 동시에 일어난다. 그런데 턱 밴드에 긴장이 쌓이면 미끄러지는 움직임이 제한 받거나 사라질 수 있다. 이게 바로 측두하악관절 증후군을 일으키는 중요한 원인 중 하나이다.

턱 밴드는 귀 바로 아래쪽과 뒤쪽, 즉 유양돌기 부근에서 두꺼워질 수도 있다. 그렇게 되면 후두골과 경추 1, 2번 사이의 움직임도 제한을 받는다. 결국 머리를 끄덕거리는 움직임도 힘들어지고 걸을 때 자연스럽게 일어나는 머리의 움직임도 고정되게 된다.

경추 상부의 뼈와 두개골이 실제로 만나는 부위는 두툼한 막 패드fascial pad로 둘러싸여 있으며 그 두께가 약 1인치 정도나 된다. 이런 부위에 쌓인 통상적인 패드는 표층의 밴드와 같은 역할을 한다. 이러한 사실은 이미 이야기 했다. 문제는 자연스럽게 쌓인 패드 때문이 아니라 과도한 긴장 때문에 밴드 자체가 두꺼워졌을 때 발생한다.

머리 뒤쪽에 쌓인 과도한 긴장으로 인해 두개골이 경추 위에서 지나치게 앞쪽으로 밀려나가는 현상이 발생하는데 이게 바로 일자목 증후군을 일으킨다. 턱 밴드가 수축해 설골의 위치를 비틀면 이때 발생한 긴장에 의해 혀 뒤쪽에도 긴장이 생긴다. 사람들은 보

통 혀에는 긴장이 안 쌓인다고 생각하는데 그렇지 않다. 혀에도 긴장이 쌓이지만 식도와 기도도 턱 밴드로부터 비롯된 긴장의 영향을 받는다. 가수들은 이러한 부위의 긴장을 이완시키는 연습을 한다. 혀, 식도, 기도 주변 조직의 긴장을 빼고 인지하는 훈련을 하면 할수록 노래를 잘 할 수 있다.

그림 14-6에는 상체에 있는 밴드들의 형태와 그 실제 사례가 잘 드러나 있다.

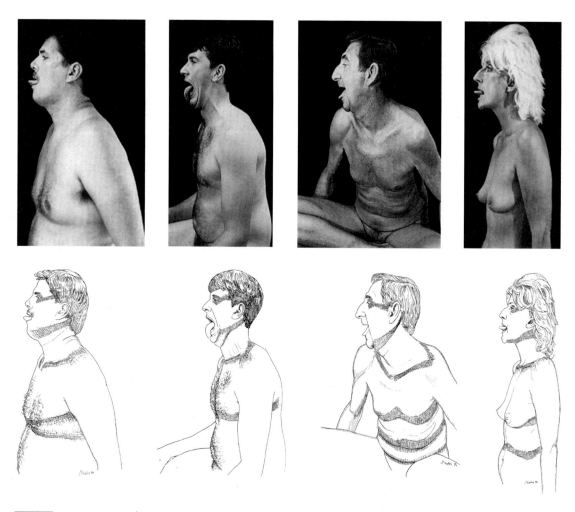

그림 14-6
상체에 있는 밴드

CHAPTER 15
쇄골 밴드, 배꼽 밴드, 치골 밴드

턱 밴드 아래쪽에는 쇄골 밴드가 위치한다 그림 15-1. 이 두 종류의 밴드는 가수들에게 정말 중요한 역할을 한다. 쇄골 밴드는 일반적으로 목 하단에 위치하며 폐의 끝부분과 어깨의 위쪽 경계부를 지난다. 그렇기 때문에 이 밴드에 긴장이 쌓이면 목젖 바로 아래 부위, 양쪽의 쇄골과 흉골이 교차하는 부위에 큰 타격이 가해진다. 쇄골 밴드가 긴장하면 목 기저부가 자주 압박을 받는데 이때의 압박으로 인해 쇄골은 앞쪽에서 상부 늑골에 강하게 달라붙고 뒤쪽에서는 견갑골의 위쪽 경계부에 단단하게 붙는다. 목의 기저부, 즉 쇄골 하단에 깊은 함요처가 생기는 것은 쇄골 밴드가 지나치게 긴장되었다는 증거이다.

몸 앞쪽에서 쇄골 밴드는 쇄골 전체를 둘러싸고 있을 뿐만 아니라 상부의 늑골 2개도 감싸고 있다. 여기에는 쇄골하근이라는 작은 근육도 포함된다. 쇄골하근은 쇄골 중부와 늑골 1, 2번을 이어준다. 또 흉골과 오구돌기 주변의 인대와도 연결된다. 쇄골하근은 호흡을 할 때 쇄골이 늑골과 연계되어 움직이는 동안에 활성화된다. 그러므로 이 쇄골 밴드가 긴장되어 두꺼워지면 쇄골하근은 쇄골과 상부 늑골 사이에서 고정된다.

쇄골 밴드는 쇄골이 어깨와 만나는 견봉acromion까지 이어진다. 견봉은 상완골 끝에서 가장 튀어나온 뼈이다. 이곳에 두툼한 패드가 생기면 쇄골과 견갑골 사이에 일어나는 어떤 움직임도 제한을 받게 된다. 그렇기 때문에 견봉의 문제는 어깨 측면 움직임에 브레이크를 거는 역할을 한다. 쇄골과 견봉은 어깨 관절 바로 앞쪽에서 관절을 이룬다. 전통적인 해부학에서는 견봉과 쇄골 사이의 관절은 움직임 관여도가 미미하다고 여겼는데 이는 잘못된 생각이다. 예를 들어 축에 베어링을 지닌 바퀴가 돌아가게 되면 베어링 부분에서는 바퀴에 비해 상대적으로 움직임이 많이 일어나지는 않는다. 하지만 여기에 움직임 제한이 생기면 바퀴 전체의 움직임에 문제가 생긴다. 또 이렇게

축의 움직임이 비틀림으로 인해 바깥쪽의 휠이 마모될 수 있는 상황이 발생한다.

쇄골 밴드는 뒤쪽으로 지나가 견갑골 상부의 내측, 외측 경계부에 이르고 과부의 혹dowager's hump이라 부르는 부위에서 끝난다. 이 부위는 경추와 흉추가 만나는 부위이며 좌우 견갑골 상각 부근이다.

다른 밴드들과 마찬가지로 목 기저부에 있는 쇄골 밴드도 한쪽은 꽉 조여져 있으면서 반대쪽은 느슨한 옷에 비유할 수 있다. 꽉 조여져 있는 윗단은 쇄골과 견갑골 상연을 압박하지만, 느슨한 아랫단은 팔의 위쪽에 영향을 미친다. 이러한 긴장 구조 때문에 팔은 몸 쪽으로 잡아 당겨지며 이때 상완골은 관절면에서 바깥쪽으로 조금 회전해 밀려나게 된다. 쇄골 부근의 긴장과 압박으로 인해 겨드랑이 밑으로 밀려들어간 섬유로 인해 늑골 상부가 압박을 받기도 한다. 이렇게 밀집된 섬유는 체표면을 원형으로 감싸고 있

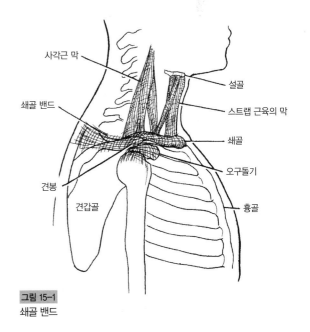

그림 15-1
쇄골 밴드

을 뿐만 아니라 좀 더 심부층을 선반이 물건을 받치듯 3차원적으로 깊게 지나가기도 한다. 다만 쇄골 밴드에서는 이러한 선반 구조가 체표면에서도 관찰할 수 있다. 쇄골 밴드는 사각근을 포함하는 목 기저부 함요처 윗부분을 지나기 때문이다 그림 15-1 . 사각근은 아래쪽으로 폐의 상부와 막 연결성을 지닌다. 폐첨이 이렇게 높은 부위까지 이어져 있다는 사실을 인지하는 사람은 거의 없다. 이 폐첨 부위까지 적절히 활용해서 호흡을 하는 이들이 별로 없기 때문이다.

겨드랑이를 압박하고 어깨를 둥글게 마는 자세에 의해 쇄골 밴드의 긴장은 더욱 심화된다. 사람들은 주로 불편함을 줄이려고 할 때나 습관적으로 무언가를 걱정할 때 겨드랑이를 압박한다. 여자 아이들이 가슴이 성장하는 것을 부끄러워해서 감출 때도 겨드랑이를 압박하는 자세를 취한다. 무언가 근심걱정이 많거나 삶의 무게에 한탄할 때면 어깨를 끌어올리거나 둥글게 마는 자세를 취하는 이들이 많다. 마음 자세는 육체의 자세에도 영향을 미친다. 이렇게 겨드랑이를 압박하고 어깨를 긴장하는 자세는 결국 늑골 상부의 가동성을 떨어뜨리고 호흡을 어렵게 만든다.

다른 밴드와 마찬가지로 쇄골 밴드도 많은 이들의 몸에서 확인할 수 있다. 쇄골 밴드는 체표면에 흐리게 드러나기도 하지만, 때로는 겉에서 확인하긴 어렵지만 심층의 뼈 근처에서 강한 긴장을 일으키기도 한다. 만져보았을 때 뭔가 불편하거나 통증이 느껴지는 심층의 함요처, 또 체표면에서 색깔의 변화를 일으키는 부위는 대부분 결합조직의 유동성이 떨어지거나 몸의 유연성이 감소한 부위라고 할 수 있다.

기능적으로 보면 각각의 밴드들은 서로 중첩된다. 눈 밴드와 턱 밴드는 귀 바로 아래 부분에서 서로 만나는데, 이 둘은 턱과 머리의 움직임에 관여한다. 수직으로 지나가는 강력한 근육과 막에 의해 눈 밴드와 턱 밴드에 서로 당기는 힘이 가해지면 국소적으로 수평과 수직 방향 모두에서 섬유가 집적되는 현상이 일어난다. 양쪽 밴드에서 당기는 힘이 훨씬 더 강해지면 집적되는 섬유의 양은 한층 증가한다.

이러한 상호작용은 턱 밴드와 쇄골 밴드 사이에서도 일어난다. 이 두 밴드는 목 앞쪽에 강력한 영향력을 끼치는 구조물들이다. 4개의 근육으로 이루어진 스트랩 근육은 설골과 흉골 상단을 이어준다. 좀 더 커다란 흉쇄유돌근이 이 스트랩 근육 위에 얹혀 있으며 턱 밴드와 쇄골 밴드를 수직 방향으로 서로 이어준다. 이러한 근육 주변에 만성 긴장이 쌓이면 두 개의 밴드는 서로 가까워질 수밖에 없다. 쇄골 밴드와 턱 밴드 양쪽 모두에 긴장이 잔뜩 쌓인 사람은 목 앞쪽의 움직임이 전체적으로 떨어져서 '턱으로 지시하는' 동작을 종종 하게 된다.

쇄골 밴드와 턱 밴드 사이 영역에 긴장이 쌓이면 말하는 것뿐만 아니라 노래하고 입으로 부는 악기를 연주하는 데에도 문제가 생길 수 있다. 또 조금만 스트레스가 쌓이는 상황이 발생해도 목 부위가 딱딱해진다. 화가 날 때 목소리가 올라가거나 말을 하기 힘든 경험을 해보았을 것이다. 깊은 슬픔으로 인해 '숨 쉬기도 힘든' 상황에 빠지기도 한다. 대중 앞에서 두려움에 말 한마디 못하는 사람이 있는 것도 이러한 매커니즘의 일환이다.

12장에서 살펴보았던 가슴 밴드는 대흉근의 결합조직에 의해 쇄골 밴드와 연결된다. 이 두 밴드에 상호 긴장이 쌓이면 가슴 상부에 수직 압박이 가해진다. 쇄골 밴드가 지나는 어깨에서 관절 가동성이 떨어지면 결과적으로 상부 늑골 움직임도 영향을 받게 되고 호흡도 짧아진다. 이 두 밴드와 겨드랑이 부위의 긴장이 어우러져 어깨 관절 위쪽과 아래쪽 모두에서 팔의 움직임이 제한된다.

배꼽 밴드umbilical band는 배꼽 주변에서 시작하며 뒤쪽으로 흉추-요추 연접부에 닿는다 그림 15-2 . 이 밴드는 몸을 마치 상하 두 부분으로 나누어주는 경계선 역할을 한다. 하지만 배꼽 밴드는 배꼽과의 관계에 있어서 그 위치에 편차가 존재한다. 흉골 최하단 검상돌기 밑에 있는 작은 연골 부위를 지나는 것도 있고, 배꼽을 가로지르는 것도 있으며, 배꼽 하단 1인치에서 복부를 가로지르는 것도 있다 그림 15-3 .

모든 배꼽 밴드는 몸 측면에서는 늑골궁 바로 아래쪽을 지나는데, 늑골 안쪽과 바깥쪽 모두를 지나며 11, 12번 늑골을 몸 안쪽 깊숙이 당긴다. 그렇기 때문에 측면의 횡격막을 압박하기도 한다. 배꼽 밴드는 계속해서 11번과 12번 늑골 라인을 따라 등 뒤쪽의 흉추-요추 연접부에 닿는다. 만일 이곳에 긴장이 쌓이면 10번에서 12번 사이의 늑골 가동성이 떨어지게 된다. 몸 측면을 지나는 배꼽 밴드는 많은 사람들에게서 하부 늑골의 자유로운 움직임을 제한하는 요소로 작용한다. 건강한 몸에서는 11번 늑골이 피부와 근육 바로 밑에 놓여서 하부 흉곽이 가로로 확장하는 것을 방해하지 않아야 한다. 하지만 이 하부 늑골이 안쪽으로 깊게 당겨지면 배꼽 밴드의 위치에 변화가 생긴다. 반대로 배꼽 밴드의 위치 변화는 하부 늑골의 상태에도 영향을 미친다. 때로는 12번 늑골이 장골 뒤쪽 테두리 쪽으로 당겨지기도 하며, 11번 늑골이 장골능 상단의 패드로 당겨지기도 한다.

늑골 10번에서 12번까지는 상대적으로 자유도가 높다. 여기에 횡격막이 부착되기 때문에 하부 늑골이 자유롭다면 횡격막의 움직임도 자연스러워진다. 배꼽 밴드가 지나는 하부 늑골은, 그렇기 때문에 횡격막과 밀접한 연관성을 지닌다. 따라서 배꼽 밴드의 긴장은 횡격막 문제를 일으키게 된다. 압박 받은 횡격막은 구조적으로 좁아지며 기능적으로 과도한 일을 하게 된다. 결국 호흡은 점점 어려워지며 횡격막이 몸을 받치는 선반 같은 기능을 하기 시작한다. 이러한 현상이 심해지면 새가슴(pigeon breast, 흉골과 늑골이 전방으로 돌출되며, 제4~8 늑골 측면엔 함몰이 생기는 흉곽변형. – 옮긴이) 같은 문제로 이어진다.

치골 밴드pubic band는 복부 최하단에 위치한다 그림 15-4. 이 밴드는 치골 앞쪽 표면에 결합조직 패드가 두툼하게 쌓인 형태로 드러나곤 한다. 치골 밴드는 사타구니를 가로지르며 사선으로 서혜 인대와 연결된다. 서혜 인대는 치골 측면과 전상장골극을 연결해주는 인대이다. 이 서혜 인대는 치골 밴드에 의해 가로축으로 잡아당기는 힘을 받는다. 서혜 인대를 지난 치골 밴드는 허벅지 측면 상단의 대전

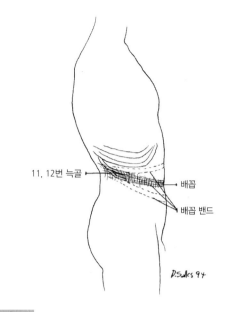

그림 15-2
11번과 12번 늑골 부근은 흉추-요추 연접부에 해당된다. 위치를 확인하라.

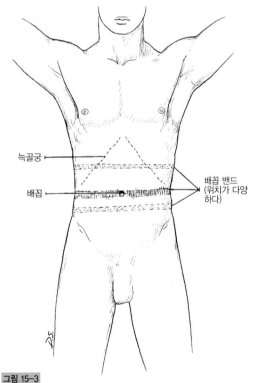

그림 15-3
배꼽 밴드의 위치는 다양하다.

자를 지난다. 툭 튀어나온 대전자 주변에는 종종 섬유와 지방 조직이 두툼하게 쌓인다. 대둔근 하단을 지나는 치골 밴드는 엉덩이 심층을 지나 천골과 꼬리뼈가 만나는 부위에서 끝난다 그림 15-5. 뒤쪽에서는 엉덩이 주름을 지나서 좌골결절의 두툼한 패드와 만난다.

치골 밴드는 몸을 사선으로 강력하게 당기는 힘과 관련이 있다. 몸 앞쪽 중앙에서 보면 흉곽과 치골능pubic crest은 복직근과 복직근 주변 결합조직에 의해 수직으로 연결되어 있다 그림 15-6. 이렇게 몸 앞쪽을 수직으로 연결하는 조직엔 종종 과도한 긴장이 쌓인다. 빨래판 복근을 선호하는 문화적인 경향성 때문에 복부를 단련하는 운동을 지나치게 많이 하는 게 하나의 원인일 수 있다. 습관적으로 복부를 집어넣으며 긴장하는 태도 또한 몸 앞쪽 조직을 단축시키는 요인이다.

치골 양옆에서 당기는 힘은 약간 사선으로 전해진다. 복사근과 서혜 인대가 그 역할을 한다. 치골 밴드가 대전자를 지나면서 위쪽으로는 장골능에서 오는 힘과 아래쪽으로는 다리쪽에서 당기는 힘을 동시에 받는다.

쇄골 밴드와 마찬가지로 치골 밴드도 체표면만 지나는 게 아니라 고관절 깊숙한 곳을 지나며 대퇴골 골두와 관절 소켓에 비틀리는 힘을 가한다. 또 다리 사이에서 V자 모양으로 된 치골지pubic ramus를 지나면서는 두툼한 섬유조직을 형성한다. 이 치골 밴드는 다리 사이를 지나는 분지와 다리 주위를 지나는 분지로 나눌 수 있다.

치골 밴드는 복부 기저부에 있는 뼈 안쪽과 바깥쪽 모두를 지나는 복잡한 구조물이다. 골반 횡격막pelvic diaphragm과 비뇨생식 횡격막urogenital diaphragm은 골반 안쪽을 가로지른다. 치골 밴드는 안쪽에서 이 두 종류의 결합조직과 연결되어 있다. 두 횡격막은 직장, 요도 그리고 질과 서로 연계되어 있다 그림 15-7.

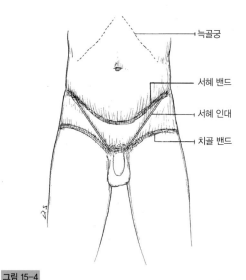

그림 15-4
치골 밴드 전면(서혜 밴드와 서혜 인대도 확인할 수 있다.)

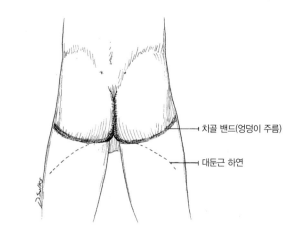

그림 15-5
치골 밴드 후면

꼬리뼈가 중요한 이유는 골반 기저부와 연관되어 있으며 천골과도 연결되어 있기 때문이다. 천골과 꼬리뼈가 만나는 부위는 치골 밴드가 끝나는 위치이다. 불행히도 꼬리뼈는 인체에서 가장 손상 받기 쉽고 사고에 취약한 뼈이다. 아이들은 반복적으로 이 꼬리뼈로 바닥에 주저앉는다. 나이 들어서 하게 되는 다양한 스포츠를 통해서도 꼬리뼈 손상이 자주 일어난다. 자전거 타기, 롤러스케이트, 팀 스포츠 등을 하다가

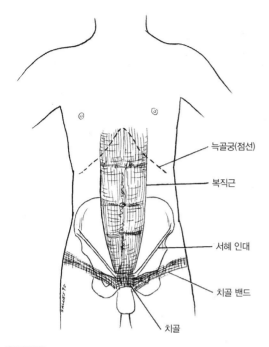

능골궁(점선)

복직근

서혜 인대

치골 밴드

치골

그림 15-6
치골 밴드와 복직근

엉덩방아를 자주 찧게 되면 꼬리뼈에 충격이 쌓인다. 그런데도 많은 이들이 꼬리뼈 자체가 부러진 것은 아니니 별 문제가 없다는 식으로 중요도를 간과하곤 한다. 하지만 꼬리뼈는 인체에서 지속적으로 자세 불균형을 만드는 요소이다. 꼬리뼈가 휘면 그 휜 것을 받쳐줄만한 것이 없다. 꼬리뼈 보조기를 본 적이 있는가? 의사들, 바디워커, 그리고 스포츠 트레이너 모두가 이 꼬리뼈의 중요성을 무시한다. 우리가 해부학적인 눈으로 볼 때 꼬리뼈는 마치 화살촉과 닮았다. 천골은 화살의 머리이며 척추는 그 몸통에 해당된다. 화살촉처럼 생긴 꼬리뼈는 척추에서 일어나는 굴곡, 신전, 그리고 회전 움직임에 방향을 설정한다. 그러므로 골반 주변의 밴드들이 긴장하면 몸의 유연성은 떨어지며 꼬리뼈는 고정되어 마치 시멘트를 발라놓은 것처럼 움직임이 줄어든다.

서혜 밴드와 치골 밴드는 몸 앞쪽에서 수직으로 서로 연결성을 가지고 있다. 이 둘은 모두 복직근 근막의 연결선상에 놓여있다. 옆쪽으로는 서혜 인대를 두껍게 하며, 뒤쪽에서는 천장관절 안쪽과 바깥쪽에 위치한 두툼한 패드와 이어진다. 이 두 밴드는 몸 앞쪽과 뒤쪽에서 서로 연결성을 지니고 있으면 상하로도 이어져 있다. 그 모습은 마치 정조 벨트chastity belt와 작스트랩jock strap이 피부 아래에 있는 것 같다.

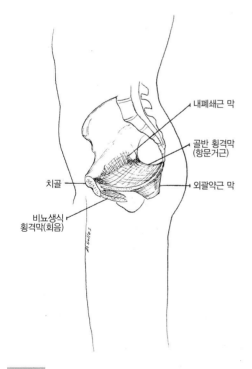

내폐쇄근 막

골반 횡격막
(항문거근)

치골

외괄약근 막

비뇨생식
횡격막(회음)

그림 15-7
골반 횡격막과 비뇨생식 횡격막

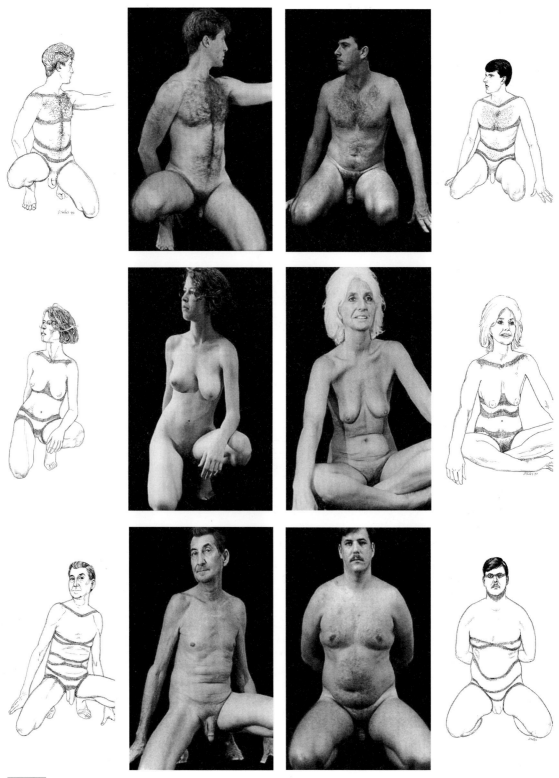

그림 15-8

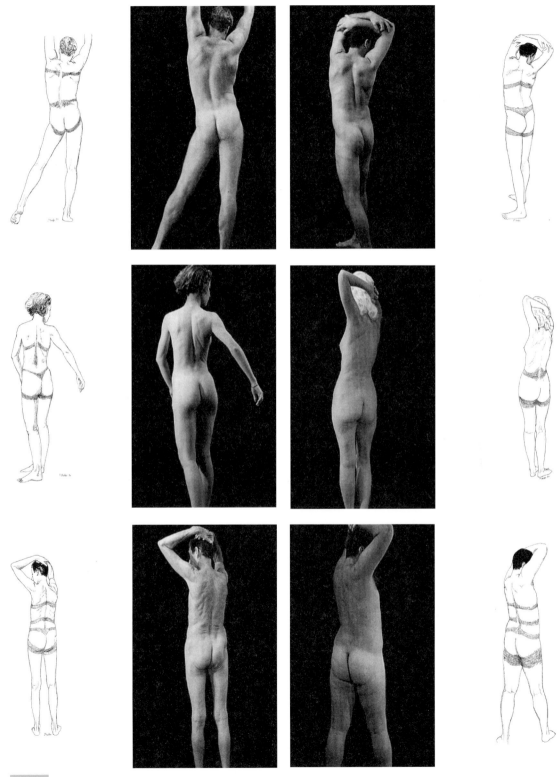

그림 15-9

PART 4

구조와 기능

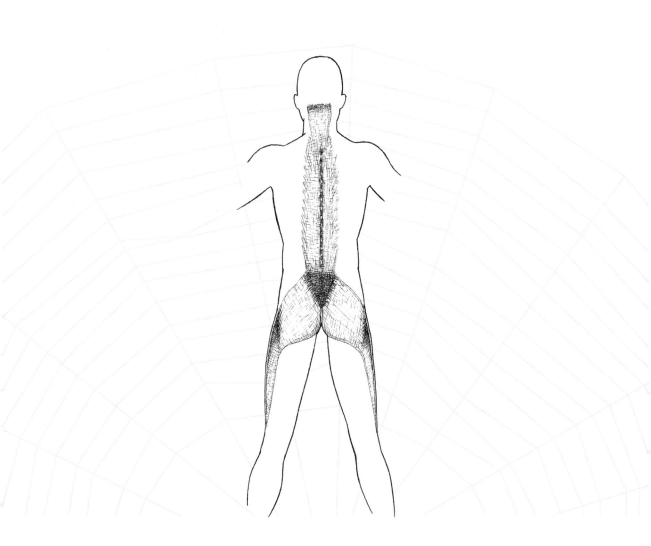

CHAPTER 16
고유수용감각: 인체 내부 인지

숙련된 관찰자는 다른 이들의 움직임을 밖에서 관찰하고 평가할 수 있으며 내적인 움직임은 고유수용감각proprioception을 활용해 감지할 수 있다. 고유수용감각 수용기로는 삼차원 공간에서 몸의 물리적인 위치를 감지할 수 있다. 우리는 대부분 자신의 몸을 어느 정도 감지할 수 있지만 놀랍게도 감지할 수 없는 부위도 많다. 예를 들어 사람들은 보통 한쪽 어깨가 반대쪽 보다 높은 상태에서 또 한쪽 눈이 반대쪽 눈보다 높은 상태에서 걸어 다니는데도 이러한 불균형을 거의 인지하지 못한다. 그러다 누군가 그 사실을 알려주면 깜짝 놀란다. 하지만 다른 이들이 알려준 사실을 인지하려고 하면 그게 또 쉽지 않다. 노력을 하면 발은 느낄 수 있지만 발목은 잘 못 느끼고, 다리를 뻗는 동작은 느낄 수 있지만 허벅지 안쪽은 감지하지 못한다.

나이가 들어갈수록 몸의 감각을 느끼는 능력도 제한된다. 아이들은 대부분 자신의 몸에서 전해지는 기분 좋은 감각을 잘 느끼는 것처럼 보인다. 하지만 보통의 사람들은 지나치게 운동을 하고, 사고를 당하고, 또 살아가면서 누적된 기분 나쁜 감각 때문에 어른이 되어서도 몸에서 전해지는 기분 좋은 감각을 스스로 차단하는 법을 강제로 익히는 것 같다. 문화적인 금기에서부터 원하지 않는 감정과 아픈 기억(물리적이든 감정적이든 상관없이)까지 수많은 요소들이 자신의 몸을 인지하는 것을 방해한다.

고유수용감각은 신체 인지에 있어 의식적인 부분이다. 반면 문화적인 신체이미지cultural body images로부터 영향을 받아 형성된 무의식적인 신체 인지도 존재한다. 빅토리아 여왕 시대에 유행했던 기분 좋음niceness이라는 개념은 현대에도 여전히 오케이okay-ness라는 단어 형태로 남아있다. 예를 들어 사람들은 보통 자신의 어깨를 느끼는 것은 오케이 하지만, 가슴을 느끼는 것은 오케이 하지 않는다. 대중들 사이에

있을 때보다 혼자 있을 때 자신의 가슴을 느끼는 감각이 좀 더 오케이 하는데도 말이다. 이렇게 자신의 가슴을 느끼는 행위를 방관하게 되면 스스로 가슴을 인지하고 검사하는 데 어려움을 겪게 된다. 어린 아이들은 어른들에게 신발끈을 잘 묶고 그것을 자랑하는 것은 오케이라고 배운다. 하지만 다른 이의 바지 지퍼를 올려주고 자랑하는 것은 조금 덜 오케이한 일이 된다. 10대가 건강한 육체를 지니고 자신의 기량을 뽐내는 것은 오케이이지만, 엉덩이를 실룩거리고 가슴을 쭉 내미는 것은 오케이가 아니다.

이런 방식으로 자신의 몸 감각을 자유롭게 느끼는 것을 문화적으로 강요하는 환경 속에서 살다보니 원래의 몸 감각을 되찾는 것을 대부분 어려워한다. 10대 시절에 엉덩이 움직이는 것을 제한 받는 상황 속에서 성장한 사람은 어른이 되어서 성적인 감각이 떨어지는 경우도 있다.

골반을 움직이는 것 그리고 성적인 정체성과 취향 같은 것은 굉장히 부담되는 인지 요소이다. 심지어 공 던지기와 같이 중립적인 형태의 움직임조차도 자신의 신체 이미지가 어떠하냐에 따라 영향을 받을 수 있다. 이러한 신체 이미지는 문화적인 강박과도 밀접한 관련을 맺고 있지만 특정한 사고, 움직임에 대한 자기 이미지, 그리고 현재 신체 구조의 영향도 받는다.

개인의 고유수용감각은 자신의 몸이 거쳐 온 역사 속에서 누적된 요소가 현재의 행위에 영향을 미쳐서 형성된 것들의 총체이다. 공을 던질 때 대부분의 사람들은 자신의 손목이 구부러지는 것은 잘 느끼지만 팔꿈치가 펴지는 것은 잘 느끼지 못한다. 또 팔이 뻗어나가는 것은 느끼지만, 이 팔이 어떻게 등과 연결되어 있으며 골반과 다리의 지지를 받는지는 잘 인지하지 못한다. 미국 중서부에서는 이렇게 몸 전체가 관여하는 현상을 바디 잉글리쉬body English라는 어구

로 표현한다. 몸은 전체적으로 움직이며 의식적인 노력으로 감지할 수 있다.

고유수용감각은 움직임 역학을 감지하는 감각이다. 따라서 이 고유수용감각을 느끼는 것에 장애가 생기면 움직임에 습관적 제한habitual inhibition이 발생한다. 고유수용감각이 떨어지는 것은 결합조직의 탄성이 저하되는 것과 관련이 있다. 결합조직이 늘어났다가 원래의 길이로 되돌아오는 능력이 줄어들면 고유수용감각 인지에도 어려움이 생긴다. 따라서 결합조직에 걸린 긴장을 풀어내는 것이 육체 또는 마음 인지에 있어 중요한 전제조건이다.

앞에서 살펴보았던 밴드들에 긴장이 생기면 신체의 반응성도 떨어지지만 고유수용감각 인지도 저하된다. 20세기 초반 코르셋이 유행했을 때 그걸 입은 여성 이미지를 떠올려 보면 밴드가 어떻게 고유수용감각 인지에 영향을 미치는지 알 수 있다. 위에서 아래까지 코르셋을 착용한 여자들은 관절 움직임이 제한된다. 코르셋을 착용하고 걷게 되면 다리에서 허리를 거쳐 가슴과 어깨로 이어지는 몸의 요동undulation이 엄청나게 방해받는다. 허리 또는 골반 위쪽에서 움직임을 잘 못 느끼게 되면 해당 부위에도 그러한 움직임을 느끼지 못하게 하는 구조물이 생기기 때문이다.

결합조직은 코르셋처럼 몸의 움직임을 제한하는 부위에서 딱딱해진다. 그런데도 이러한 제한성을 제대로 느끼지 못하는 사람들이 대부분이다. 느낄 수 있는 경우도 대부분 약간의 불편함 정도이다. 오히려 허리를 자유롭게 움직이지 못하는 것에 대해 편안함을 느끼는 경우도 많다. 따라서 딱딱해진 결합조직을 이완시키는 것은 물리적인 접근만으로 쉽지 않다. 롤퍼들은 딱딱한 신체 구조를 이완시키는 데 몇 단계를 설정해서 접근할 수 있다. 하지만 고객들이 해당 부위의 움직임을 감지할 준비가 될 때까지 롤퍼들이 할 수 있는 것은 오직 그 사람이 스스로 고정패턴이 발생한 부위를 좀 더 명료하게 인지할 수 있게 해주는 일 뿐이다. 진정으로 자신의 문제를 해결할 수 있는 사람은 자기 자신뿐이기 때문이다.

고유수용감각은 개인의 감각 우세에 따라 걸러져 전달된다. 시각이 우세한 사람이 있는 반면 청각이 우세한 사람이 있다. 이중 시각이 우세한 사람은 외부 사물을 눈으로 보고 이해하며, 청각이 우세한 사람은 자신이 인지한 대상을 말로 설명한 내용과 비교하려는 경향이 있다. 이들 중 청각이 우세한 사람이 자기 몸의 내부 구조와 불균형 상태를 조금 더 자주 인지한다.

사람들은 종종 자기 몸 내부 공간을 모두 다 사용하지 못한다. 가슴을 온전히 활용하지 못하고, 흉곽과 골반의 가능성을 제대로 활용하지 못한다. 무의식적으로 자신의 몸을 단축시키고, 척추의 만곡을 증가시키며, 다리를 골반으로 잡아당기거나 목을 짧게 만든다. 여자들 중에서는 팔뚝이 가는 사람들이 많다. 왜냐하면 여자라는 이유로 자신의 어깨와 팔을 잘 활용하지 않기 때문이다. 남자들 중에서도 허벅지가 얇은 이들이 많은데 이들은 대부분 골반에 생긴 긴장 때문에 다리에도 긴장이 생겨서 허벅지까지 영향을 받은 것이다.

자신의 고유수용감각에 장애가 있다는 것과 습관적으로 반응하는 몸이 어떤 상태인지 확인해본 사람들은 깜짝 놀라곤 한다. 거의 대부분의 사람들은 자신의 머리 크기를 실제보다 훨씬 작게 인지한다. 팔도 실제 크기보다 더 작게 느끼고, 다리도 마찬가지다. 특히 대퇴골은 본래 크기보다 훨씬 더 작게 느끼는 부위이다. 이러한 사실은 인간의 인지 능력에 대한 심리학적인 측면을 떠올리게 하며 물리적인 몸에 대한 인지가 정신적인 자세에 따라 달라진다는 것을 알게 해준다. 사람들이 자신의 머리 공간을 온전한 형태로 인지하지 못한다면 두개골에 압박이 가해질 수 있다. 이렇게 압박이 가해진 머리는 세로로 길어지거나 가로로 넓어지기도 한다. 즉 인지가 구조를 결정할 수도 있다는 말이다.

외부의 실제 사물과 내적인 자기이미지 사이에 차이가 있음을 확인하는 방법이 있다. 3면이 거울로 된 공간에 들어가서 전면, 측면, 후면 이미지를 보면 된다. 앞에서 본 모습은 익숙하지만 측면과 후면 모습을 보면 자신이 생각했던 모습과 달라서 놀라게 된다. 이건 아마도 우리가 측면과 후면보다 전면의 모습을 중시하는 '행위' 중심의 사회에서 살아가고 있기 때문일 것이다. 사람들은 측면과 후면의 모습은 전면 모습에 비해 보여줄 가치가 없는 이미지로 여기고 있는 것 같다. 이런 경향성은 남들에게 '조금 더 좋게 보이는' 모습을 위해 자동적으로 스스로를 적응시키는 태도가 만연한 사회현상을 설명한다. 남들이 봤을 때 더 나은 모습을 위해 어깨를 뒤로 바짝 당기고, '똑바로' 서려고 몸을 긴장하는 사람이 현대 사회에 많다. 실상 대부분의 사람들은 거울을 똑바로 본 상태에서도 몸을 편안하게 이완하지 못하고 있다고 할 수도 있다.

정적인 상태에서 느낄 수 있는 고유수용감각은 동작을 하는 중에 훨씬 복잡하게 작용한다. 대부분의 사람들은 정상 상태에서 끊임없이 움직이고 있다. 따라서 몸의 구조에 제한이 있는 사람은 움직였을 때 그러한 제한이 더 확연하게 드러난다. 구조에 문제가 생겼다는 것은 몸 어딘가에 고정패턴이 발생해 뻣뻣해졌다는 뜻이다. 몸을 움직이게 되면 이러한 고정패턴의 영향을 받은 동작이 발생한다. 예를 들어 골반에 고정패턴이 발생해 움직임이 제한되면 걸을 때 골반과 다른 부위를 움직이기 위해서 더 많은 노력이 필요하다. 언덕을 걸어서 내려가거나 계단을 오를 때, 또는 테이블에 앉아 음식을 먹을 때에도 고정패턴이 습관화된 체형이 그대로 드러난다.

비율과 균형은 움직임을 평가하는 핵심적인 개념이다. 몸 밖에서 관찰하든 아니면 몸 내부에서 고유수용감각을 활용해 감지하든 몸의 물리적인 비율이 깨지고 불균형이 생겼다는 것은 피부 아래에 있는 결합조직에 무언가 문제가 생겼다는 증거이다. 앞에서 이야기 했던 표층의 밴드들, 수직으로 몸을 고정하는 요소들, 그리고 몸을 관통해 지나가는 선반과 같은 모든 결합조직 구조가 이러한 외적인 관찰과 내적인 인지에 영향을 미친다.

CHAPTER 17
상체

인체 구조를 분석하는 방법은 다양하다. 정골의학 전문가, 치아 교정 전문의, 재활 전문의, 그리고 카이로프랙터는 뼈의 위치를 보고 구조를 분석한다. 이들은 척추가 얼마나 바른지, 뒤꿈치부터 귀까지 뼈가 어떻게 배열되어 있는지를 중요하게 여긴다. 의료 전문가들은 일반적으로 연부조직, 근육, 혈액 그리고 신경과 장부를 함께 평가한다. 우리는 결합조직 배드를 중심으로 인체를 평가하는 다른 형태의 관점을 제시한다. 결합조직을 중심으로 인체 구조를 분석하는 방법에는 막뿐만 아니라 근육과 뼈 그리고 이런 요소들 이외의 다른 요소들까지 포함된다.

앞에서 이야기한 밴드를 알게 되면 결합조직이 중첩되고 상호작용하면서 만들어내는 구조를 분석할 수 있다. 결합조직은 단일한 근육이나 근육군에 의해 그 방향이 결정되지는 않는다. 우리의 목표는 인체의 구조에 대해 조금 더 포괄적인 이미지를 제공하는 것이다. 구조가 만들어내는 경험, 그리고 움직임과 직접적인 관련이 있는 요소를 평가하는 법을 알려주는 게 우리가 목표이다.

인체 구조를 분석하기 위해 우리는 우선 몸을 상체와 하체(여기서 말하는 상체와 하체 개념은 일반적인 개념과 다르다. 허리 아래를 하체로 생각하면 안 된다. – 옮긴이)로 나눈다. 상체는 늑골 하단을 중심으로 위쪽 절반을 가리킨다. 늑골은 일반적으로 몸 전면에서 아래쪽으로 각을 지고 있다. 이상적인 늑골은 몸의 수평면을 지난다고 할 수 있지만 대부분의 사람들은 약간 기울어진 늑골을 갖고 있다.

상체의 기점인 늑골이 압박을 받게 되면 몸의 구조 붕괴가 일어난다. 흉곽 붕괴, 어깨 상승, 그리고 전방 머리 자세가 생기는 것도 이 늑골 압박 때문에 일어난다. 반대로 늑골이 올라가 제자리를 찾게 되면 올라갔던 어깨도 자동적으로 떨어지고 앞으로 나갔던 머리도 바른 위치로 되돌아온다. 마찬가지 논리로 앞으로 나간 머리를 원래 자리로 되돌리게 되면 압박받은 늑골 사이에 공간이 확보되어 호흡 개선이 일어날 수 있다. 또는 어깨 긴장이 이완되어도 앞으로 나간 머리가 뒤로 되돌아올 수 있는 공간을 확보해주며 동시에 앞쪽의 흉곽 붕괴를 풀어준다. 이렇게 머리가 앞으로 나오고, 어깨가 올라가며, 흉곽이 무너지는 자세가 생긴 원인은 개인차가 있다. 하지만 이들 문제 중 하나라도 개선이 되면 다른 두 가지 문제도 변화를 보인다.

머리의 위치, 흉곽, 그리고 어깨는 몸 다른 부위와 동떨어져 존재하지 않는다. 상부 늑골이 압박을 받으면 하부 늑골은 과도하게 확장되곤 한다. 그 극단적인 형태가 바로 배–모양 체형pear-shaped body이다. 이러한 체형을 지닌 사람은 하부 늑골이 바깥쪽으로 벌어져 있는데 반해 상부 늑골은 과도한 압박을 받고 있으며 양쪽 어깨가 서로 내측으로 당겨져 좁아진 모양을 하고 있다.

몸의 실루엣을 만드는 요소가 바로 연부조직이다. 이를 이해하기 위해 흉곽과 등에 대한 조금 더 섬세한 해부학적 지식이 필요하다. 결합조직은 근육에 형태를 부여한다. 사실 결합조직이 근육의 길을 인도한다고 말하는 게 더 적확한 표현인 것 같다. 대부분 근육이 뼈에 부착되어 있다고 생각하지만 이는 사실이 아니다. 근육을 둘러싸고 있는 결합조직이 확장되어 건이나 건막이 되는데, 이렇게 확장된 조직이 뼈를 둘러싸고 있는 골막에 이어진다. 다시 말해 뼈와 근육은 결합조직 망 안에 담겨 있다.

가슴 앞쪽에서 몸 바깥층을 이루는 대표적인 근육이 바로 대흉근이다. 근육을 키우는 사람들은 이 대흉근을 단련시키려고 많은 노력을 기울인다 그림 17-1. 대흉근은 가슴 위쪽에 넓게 펼쳐진 근육으로, 중부

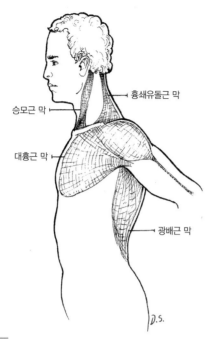

그림 17-1
어깨 앞쪽의 막 구조

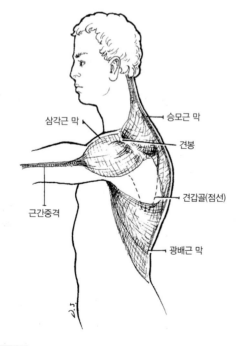

그림 17-2
어깨 뒤쪽의 막 구조

늑골에서 안쪽으로 흉골 측면에, 위쪽으로는 쇄골 절반에 이르는 영역을 덮고 있다. 이 근육은 몸 앞쪽을 넓게 감싸고 어깨 관절 하부 1~2인치 정도 위치에 부착된다.

등에는 승모근이 있다. 이 근육은 무게를 들어 올리는 데 중요한 역할을 한다 **그림 17-2**. 승모근은 두개골 뒤쪽에서 시작해 7개의 경추와 흉추 7~8번 극돌기까지 내려간다. 이 근육도 넓게 펼쳐지며 견봉에 부착된다. 견봉은 쇄골과 견갑골이 만나는 곳에 위치하며 어깨 최상단에서 돌출한 뼈인데 촉진 가능하다. 승모근의 하단은 견갑골을 가로질러 가며 견봉뿐만 아니라 견갑골의 극에도 부착된다.

몸 뒤쪽 전체에 넓게 펼쳐져 있으며 허리 위쪽과 아래쪽을 흐르듯 지나는 광배근이 있다. 이 근육은 흉추 하단과 요추를 지나 천추까지 연결되어 있다. 광배근은 위쪽에서 사선으로 분지되어 상완골에 부착된다. 광배근의 상완골 부착부는 대흉근 부착부 바로 뒤쪽이다.

대흉근, 승모근, 광배근 이 세 근육은 모두 흉곽 외측을 감싸고 있으며 주변 결합조직과 함께 팔과 어깨, 머리, 그리고 허리까지 이어져 있다. 이들 상체 표층의 근육과 결합조직 층 밑에 또 다른 형태의 층이 존재한다. 이 구조물은 그 층을 눈으로 확인하기 쉽지 않지만 견갑골의 안정성을 유지하는 데 기여한다. 우선 몸 앞쪽에서는 대흉근 밑에 소흉근이 있다 **그림 17-3**. 소흉근은 매우 좁고 작은 근육으로 흉곽 중부에서 위쪽으로 올라가 오구돌기에 부착된다. 오구돌기는 견갑골에서 툭 튀어나온 뼈로 쇄골 바로 아래에서 촉진할 수 있으며 어깨에 부착된 근육과 흉곽 측면 사이에 압박이 생기면 돌출된다.

소흉근은 오구돌기에 부착된다. 오구돌기는 지렛대 같은 역할을 하는데, 이 오구돌기에 부착된 소흉근이 수축하면 뒤쪽의 견갑골이 움직이게 된다. 오구돌기는 견갑골이라는 판에 달린 갈고리이다. 금속판에 갈고리가 달린 것을 연상하면 된다. 이 갈고리에 잡아당기는 힘이 가해지면 견갑골은 도개교처럼 위로 들린다. 그런데 앞쪽에 위치한 소흉근이 습관적으로 긴장을 일으키면 견갑골을 끌어당기고 이를 뒤쪽에서 보면 익상견갑winged scapula이 된다 그림 17-4 . 익상견갑이 되면 견갑골 내측연이 들린다.

오구돌기와 팔을 이어주는 다른 근육들도 있다. 먼저 상완이두근의 단두는 어깨 관절과 팔꿈치 관절을 모두 지난다. 그러므로 어깨 앞쪽 근육이 긴장되어도 견갑골의 위치 변화가 일어난다. 오구완근은 상완이두근보다 짧은 근육으로 상완골 중간지점과 오구돌기를 이어준다. 이 근육은 상완이두근과 함께 견갑골 움직임에 영향을 미친다 그림 17-3 .

오구돌기에서 쇄골 하단을 잇는 오훼쇄골 인대(오구쇄골 인대)는 쇄골하근이라는 작은 근육과 이어져 있다 그림 17-3 . 쇄골하근은 전통적으로 기능이 미미하다고 여겼다. 하지만 오훼쇄골 인대와 쇄골하근은 모두 견갑골의 정상적인 위치를 결정하는 데 중요한 역할을 한다. 우리가 볼 때 오훼쇄골 인대는 인대라기보다는 건이라고 하는 게 맞다. 쇄골하근은 이 오훼쇄골 인대를 지나 오구돌기에 이어진다. 쇄골하근과 주변 결합조직이 움직임에 미치는 영향은 사실 대단한 게 아니다. 하지만 이들은 전체적으로 가슴의 막 구조를 안정화시키는 데 중요한 역할을 한다. 다리에도 이와 비슷한 구조물이 존재한다. 대퇴근막장근tensor fascia lata과 장경인대iliotibial band가 바로 그러한 구조물이다. 장경인대는 허벅지 옆쪽을 두껍게 덮고 있다. 상대적으로 크기가 작은 대퇴근막장근이 다리 전체의 안정성을 유지하는 데 기여한다 그림 17-5

오구돌기에 연결되는 근육들을 살펴봄으로써 막 구조가 어떻게 관여하는지도 그려볼 수 있다. 오구돌기는 중부 늑골, 상완골, 요골과 척골 모두에 강한 연결성을 지니고 있으며 쇄골 중간까지 이어진다. 따라서 이 부위에 긴장이 쌓이면 가슴과 팔 그리고 뒤쪽의 견갑골까지 움직임이 제한된다. 일반적으로 단일 근육에 의한 움직임보다는 막 전체가 연결되어 움직이는 것이 훨씬 더 광범위하다.

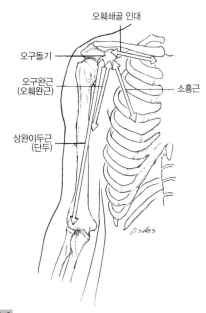

그림 17-3
가슴 근육 심층 그림. 화살표는 이들 근육의 역선이다. 여기서 핵심은 견갑골의 오구돌기이다. 이 오구돌기에 걸리는 근육들과 힘의 방향을 확인하라.

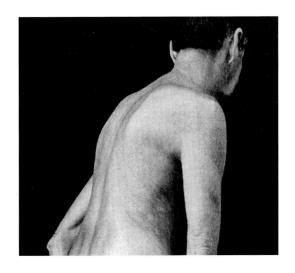

그림 17-4
소흉근이 단축되었을 때 '익상견갑'이 된다.

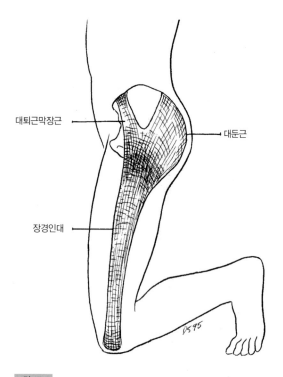

대퇴근막장근

대둔근

장경인대

그림 17-5
골반과 무릎 사이를 이어주는 구조물

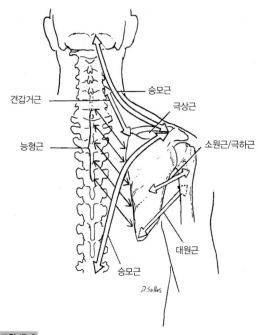

견갑거근

능형근

승모근

극상근

소원근/극하근

대원근

승모근

그림 17-6
견갑골에 부착되는 근육들

등 뒤쪽의 견갑골은 세 부위에 연결된다. 표층에서는 승모근이 견갑골의 가장 외측부 돌기인 견봉에 부착되며, 심층에서는 능형근과 견갑거근이 견갑골의 내측연을 따라 부착되어 있다. 또 견갑골 외측연에서는 대원근과 소원근 두 개의 근육이 나와 상완골로 연결된다 그림 17-6.

견갑골은 모든 면이 연부조직과 연결되어 있다. 머리에서는 승모근, 흉추 쪽에서는 능형근과 견갑거근, 그리고 상완골 쪽에서는 대원근과 소원근이 견갑골과 연결된다. 그러므로 이 모든 근육을 둘러싼 결합조직의 탄성이 확보된다면 견갑대는 흉곽 상부에서 떠서 움직이게 되지만, 이들 근육과 결합조직 중 일부에라도 긴장이 쌓이게 되면 견갑대의 움직임을 고정시키게 된다. 견갑대의 움직임이 고정되면 목과 머리, 등, 그리고 팔의 유연성도 떨어진다.

능형근과 대원근/소원근 사이에서 발생하는 미끄러지는 힘은 견갑골 하부 움직임을 안정화시키는 역할을 한다. 팔이 바깥쪽으로 움직이면 견갑골과 상완골 사이의 간격은 넓어지고 대원근/소원근은 늘어나야 한다. 그런데 견갑골과 상완골 사이를 이어주는 연부조직이 탄성 한계에 도달할 정도로 어깨가 몸에서 멀어지면 견갑골 자체가 바깥쪽으로 따라서 움직이기 시작한다. 이때의 움직임은 능형근 탄성에 의해 안정성을 유지하게 된다. 그런데 만일 익상견갑 현상이 발생하면 대원근과 소원근이 견갑골의 하단을 안정화시켜서 견갑골이 흉곽 면에서 지나치게 멀리 떨어져나가지 않게 균형을 잡아줘야 한다. 하지만 대원근과 소원근은 이러한 목적을 위해 디자인 된 근육이 아니다. 그래서 결국 이들 근육은 단축되며 주변 조직에도 과도한 긴장이 쌓이게 된다. 탄성을 잃게 된 대원근과 소원근에 의해 어깨가 움직일 때마다 거기에 맞춰 견갑골이 끌려 다니게 된다.

많은 사람들의 대원근과 소원근이 매우 짧다. 이 대원근과 소원근 반대측 즉, 견갑골 내측을 잡아주는 역할을 하는 능형근은 잘 활용되는 근육이 아니다 보니 쉽게 느슨해지곤 한다. 반면 견갑거근은 쉽게 긴장되어 패드를 형성하는 근육이다. 견갑거근은 견갑골 내측 상단 모서리(견갑골 상각)에 부착되어 있다. 이 부위를 눌러보면 거의 대부분의 사람들이 "엄청 아파요"라며 비명을 지른다.

등 중간층엔 전거근이 있어서 견갑골 안쪽과 하부 늑골을 이어준다 그림 17-7. 전거근과 견갑하근은 둘 다 견갑골 안쪽과 흉곽 사이에 위치하는 근육이다. 이 중 전거근은 하부 늑골에서부터 견갑골 하각과 내측연으로 달라붙는데 그 위치는 능형근 부착부 바로 옆이다. 견갑하근은 견갑골 안쪽(견갑하와)에 놓여 있는데 그 섬유가 견관절의 피막에 수렴된다. 견갑하근과 전거근이 능형근과 이루는 상호작용으로 인해 견갑골은 늑골과 상완골 사이에서 떠 있게 된다. 전거근이 정상적인 기능을 한다면 팔을 머리 위로 올릴 때 견갑골은 안정화시키는 역할을 수행한다. 하지만 전거근의 막은 종종 늑골과 늑간근을 둘러싼 막에 달라붙곤 한다.

견갑골 바깥쪽에 극상근과 극하근이라는 작은 두 개의 근육이 있는데 그림 17-6, 이들은 견갑골이 견관절과의 관계에서 일으키는 움직임을 미세하게 조정하는 역할을 한다. 이들은 각각 견갑골의 극 위쪽과 아래쪽에 위치한다. 견갑골에 문제가 있을 때 이들 근육을 손으로 만져보면 뼈처럼 딱딱하게 느껴질 때가 자주 있다.

우리는 지금 견갑골과 주변의 근육들이 어떻게 상호작용을 하는지에 대해 이야기 하고 있다. 어깨와 팔도 이들과 연계되어 있다. 가만히 서 있을 때 팔은 견갑골 아래에 대롱대롱 매달려 있다. 하지만 어깨를 위로 뻗으려고 할 때는 그 반대 상황이 펼쳐진다. 즉 위쪽의 사물을 잡으려고 손을 뻗는 상황에서는 견갑골이 어깨 아래에 매달려 있는 형국이 된다.

어깨와 팔을 표층에서 연결해주는 가장 주된 근육은 삼각근이다. 이 근육은 견관절을 감싸고 있으며 승모근과 이어져 있다. 승모근은 쇄골, 견봉, 그리고 견갑골 극을 감싸고 있다 그림 17-8. 삼각근은 승모근과

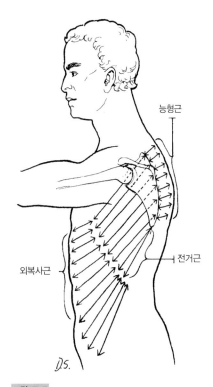

그림 17-7
견갑하근(이 그림에서는 보이지 않는다)은 견갑골 안쪽에 놓여있는데 그 방향은 전거근과 대략 수직을 이루고 있다.

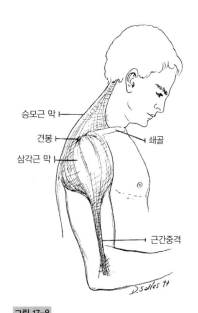

그림 17-8
삼각근은 상완 앞쪽(상완이두근)과 뒤쪽(상완삼두근) 사이를 가르는 외측 근간중격과 막 연결을 하고 있다.

함께 머리, 목, 그리고 어깨의 움직임에 관여하고 상완골 중간까지 이어져 있다.

어깨의 더 깊은 층에는 상완이두근과 오구완근이 존재한다. 이 두 근육은 모두 견갑골에서 돌출된 오구돌기에 부착되어 있다. 어깨 뒤쪽엔 상완삼두근이 있는데 이 근육의 장두는 견관절 바로 아래, 견갑골 외측연 상단에 부착되어 있으며 나머지 두 분지는 상완골 자체에 달라붙는다.

상완이두근, 상완삼두근, 그리고 오구완근 이렇게 세 개의 근육은 견갑골에서 팔까지의 길이를 확보하는데 중요한 역할을 한다. 몸을 이완한 상태로 하품을 하려고 팔을 위쪽으로 넓게 들어 올릴 때 이들 근육이 자신의 정상 탄성을 확보하고 있어야 움직임이 방해받지 않는다. 이렇게 팔을 위로 들어 올리는 동작에서는 견갑골이 팔 아래 매달려 있다는 사실을 기억하라.

팔의 움직임을 생각할 때 고려해야 할 두 가지 주된 요소가 있다. 하나는 견갑골의 뼈 끝에 부착된 근육들의 움직임이고, 다른 하나는 겨드랑이에서의 움직임이다. 팔을 위로 들어 올렸을 때 견갑골이 따라서 올라가지 않고 서로 상호 균형을 이루는 게 이상적이다. 게다가 팔은 흉곽과 견갑골 양쪽에서 자유롭게 멀어질 수 있어야만 한다.

겨드랑이가 열리지 않은 상태에서 팔을 자유롭게 움직일 수 있는 방법은 없다. 그런데 이 겨드랑이 부위는 감정적인 요소와 다양하게 얽혀있다. 우리는 이 겨드랑이 부위가 열리지 않는 다양한 이유를 알고 있다. 위험한 상황에서 자신을 방어하려고 할 때, 두려움 때문에, 숨을 참을 때, 그리고 분노의 몸짓을 보일 때 사람들은 대체적으로 팔을 당겨 겨드랑이를 닫는다. 이러한 반응은 자신의 감정을 억누르기 때문에 생긴다. 분노, 두려움, 억울함 등과 같은 감정 때문에 겨드랑이를 긴장한다.

승모근, 삼각근, 대흉근, 그리고 광배근은 모두 몸통과 팔을 이어주는 신체 표층의 근육이다. 승모근과 삼각근은 서로 연결되어 있다. 따라서 이 둘을 그냥 기능적으로 연결된 단일한 구조로 생각해 볼 수도 있다 그림 17-9 A. 승모근과 삼각근은 팔을 들어 올리는 데에도 관여하는 근육이다. 광배근과 대흉근도 함께 작용해 팔을 아래로 당기는 역할을 한다 그림 17-9 B & C. 승모근과 삼각근, 그리고 대흉근과 광배근은 모두 외재근이면서 상호 균형을 이룬다. 예를 들어 팔을 옆으로 들어 올리면 삼각근과 승모근은 수축하는 반면 대흉근과 광배근은 이완된다. 이러한 상호 균형 때문에 팔이 몸 옆으로 펴질 수 있는 것이다. 팔이 다시 몸 측면으로 오게 되면 대흉근과 광배근은 수축하면서 동시에 승모근과 삼각근은 이완되어 늘어나게 된다.

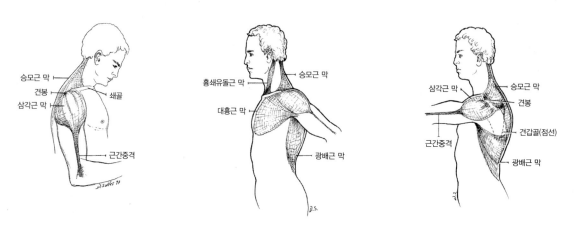

그림 17-9
어깨와 팔의 움직임은 (A) 팔의 바깥쪽, (B) 팔의 앞쪽, (C) 팔의 뒤쪽에 분포하는 막 조직의 연결성에 좌우된다.

여기서 두 종류의 움직임이 가능하다. 하나는 팔을 떨어뜨리는 움직임이며, 다른 하나는 차례로 팔을 내리는 움직임이다. 전자는 빠르고 후자는 느리다. 두 종류의 움직임 모두 한쪽의 근육이 수축한다는 점에서는 같다. 차이점은 상호 균형을 이루는 근육의 집단이 서로 다르다는 점이다. 움직임이 빠른 경우는 주동하는 근육들 반대편에 있는 근육이 단지 움직임을 허용하기만 하며 연결된 결합조직이 탄력 있게 스트레치 된다. 반면 움직임이 느린 경우는 길항근들이 차례대로 통제된 상태에서 늘어나며 마치 브레이크를 걸듯 움직임을 조율한다. 하지만 움직임이 빠른 경우든 느린 경우든 중요한 것은 움직임의 한계가 결합조직 배드의 탄성 한계에 따라 좌우된다는 점이다.

근육 움직임이 차례로 일어나는 것은 커다란 판 모양의 표층 근육이 사용되는 방식에 따라 결정된다. 예를 들어 팔을 올리면 목과 어깨 사이에 있는 승모근에서부터 움직임이 시작되며 아래로 내려와 삼각근으로 이어진다. 여기서 팔을 더 위로 올리면 승모근 하부 근육이 더욱 더 관여를 하게 되고, 좀 더 올리게 되면 다른 부위의 승모근까지 참여하면서 척추가 이를 지지하는 움직임이 발생한다. 근육에 대한 해부학적 용어 분석을 해보면 이러한 표층 근육들이 구획을 이루며 단계적으로 사용되고 있음을 확인할 수 있다(예를 들어 삼각근은 삼각형 모양으로 어깨를 감싸고 있으며, 광배근은 등을 넓게 덮고 있다. - 옮긴이).

어떠한 움직임에서도 정상적인 상황에서는 단일한 근육의 모든 섬유가 동시에 사용되지는 않는다. 표층에서는 근육 판을 통해 움직임이 전달되는 반면 심층에서는 근육과 막 층을 통해 움직임이 차례로 전달된다. 이러한 현상은 크고 판처럼 생긴 근육뿐만 아니라 매우 작은 근육에서도 마찬가지다. 그런데 조직 가동성을 떨어뜨리는 두툼한 패드가 형성되면 근육 활용이 차례대로 이루어지지 않으며, 결국엔 바른 자세를 유지하기 어려운 상태가 된다. 인체 역학을 실제로 적용할 때 어려운 부분은 바로 어떤 근육도 단일하게 다른 부위와 독립되어 움직이지 않는다는 점이다. 결합조직 배드는 근육 층에서뿐만 아니라 가까운 근육 사이에도 연결성을 제공한다. 이러한 결합조직 배드의 위치 때문에 근육의 층 또는 근육들 사이에는 유착, 집적, 그리고 단축과 같은 현상이 매우 자주 일어난다. 근육과 뼈 사이에 있는 결합조직의 탄성은 심층(내재근)과 표층(외재근) 사이의 관계성을 효율적으로 만드는 데에도 필수불가결한 요소이다. 예를 들어 몸 전면에는 대흉근과 소흉근이 있다. 이 두 근육은 모두 늑골 움직임에 영향을 미친다. 소흉근은 견갑골의 오구돌기에 부착되고 대흉근은 상완골에 부착되어 어깨 움직임에 관여한다. 그런데 이두 근육 사이의 막 패드fascial pad가 유착되면 이들은 더 이상 개별적인 움직임을 하기 어려워진다. 두 근육 사이에서 미끄러지는 움직임이 발생하지 못하기 때문에 견갑골과 팔의 움직임에 독립성을 부여하기 어려워진다. 결국 가슴 앞쪽에서 일어나는 어떤 동작도 어깨와 견갑골이 긴장된 상태에서 이루어질 수밖에 없다.

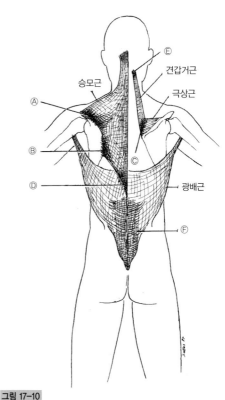

그림 17-10
'경결'이 자주 일어나는 부위

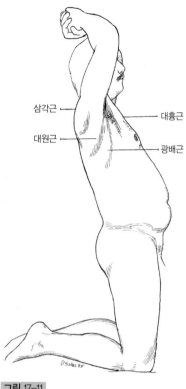

삼각근

대원근

대흉근

광배근

그림 17-11

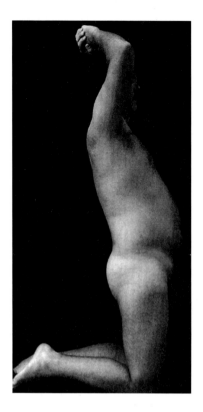

첩부가 이 부위에 포함된다. 광배근은 상완골 쪽으로 뻗어나가 대원근 바로 옆에 부착된다. 대원근은 견갑골 하단과 상완골을 이어준다. 광배근은 등 아래쪽과 골반을 팔과 이어준다. 우리는 광배근과 대원근이 자주 붙어서 견갑골 하부에 움직임이 떨어지는 것을 보게 된다. 광배근과 대원근의 상호작용은 직관적이어서 이들 근육을 둘러싼 결합조직이 팔, 견갑골, 그리고 늑골 움직임에 어떤 영향을 미치는지 그려보기 쉽다. 삼각근 하부에 있는 근육들과 결합조직이 전체적으로 어떻게 몸의 움직임에 복잡한 영향력을 미치는지 확인해보라. 대원근과 소원근, 대흉근과 소흉근, 상완이두근과 오구완근, 그리고 극하근 같은 근육들의 분지가 삼각근 아래에 위치한다.

이 장에서는 근육, 뼈, 그리고 결합조직이 몸의 움직임과 어떠한 상호작용을 하는지 설명하는 해부학적인 그림들을 많이 제공했다. 덧붙이자면 삼각근과 다른 구조물과의 상호작용은 너무 복잡하여 2차원 평면으로는 제대로 보여주기 힘들다 **그림 17-11** .

등에서도 이와 비슷한 상황을 일으키는 근육들이 있다. 능형근과 견갑거근, 그리고 그 위에 놓여 있는 승모근 사이가 바로 대흉근과 소흉근 층 사이에서 일어나는 것과 비슷한 유착이 일어나기 쉬운 부위이다. 능형근과 견갑거근을 승모근과 비교해보면 섬유 방향이 서로 거의 직각을 이루고 있다. 이 세 근육은 등 중앙에서 척추 극돌기에 부착된다. 척추 극돌기에 부착된 승모근은 견갑골 외측의 견봉에 붙고, 능형근과 견갑거근은 견갑골 내측을 따라 부착되어 있다. 능형근과 견갑거근이 승모근과 이루는 층에서 결합조직 유착이 생기면 근육 탄성이 떨어지고 견갑대는 회전 운동을 하기 어렵게 된다. 그 결과 어깨가 위로 올라간다. 이게 바로 견갑골 하단, 등 중간 부위에 매우 강한 통증이 생기는 이유 중 하나이다.

등 중간에서 통증이 자주 일어나는 부위 중 하나는 광배근과 승모근이 만나는 부위이다 **그림 17-10** . 이 부위엔 조직이 민감하여 자주 경결되곤 한다. 후면 경

CHAPTER 18
축이 되는 뼈

우린 아직 등 뒤쪽에서 척추를 타고 길게 지나는 연부조직에 대해서는 이야기하지 않았다. 이들을 한 꺼번에 모아서 척추기립근이라 부른다. 척추기립근은 머리에서 척추를 타고 천골까지 이어진다 **그림 18-1**. 모양과 구조에서 있어 척추기립근은 로프를 여러 개 겹쳐놓은 것 같다. 척추기립근 중에서 척추 측면 천층에서 지나는 근육은 조금 더 길이가 길고, 심층으로 들어갈수록 점점 짧아진다. 가장 깊은 층에 있는 척추기립근은 척추 한 마디를 바로 이어준다.

척추 전체를 덮고 있는 두툼한 막을 요추–후면 막(lumbo-dorsal fascia. 요천추 근막이라고 하는데 여기서는 '요추와 등 후면 전체를 지나는 막'이라는 의미로 요추–후면 막으로 부른다. – 옮긴이)이라고 한다 **그림 18-2**. 이 막은 위쪽으로는 목과 후두골까지 이어지고, 아래로는 천골 패드를 지나 꼬리뼈에서 끝난다. 요추–후면 막은 매우 두툼하며 넓게 건막aponeurosis처럼 펼쳐지는데 광배근과 척추 하부 절반을 연결해주고, 위쪽에서는 두께가 감소하며 능형근

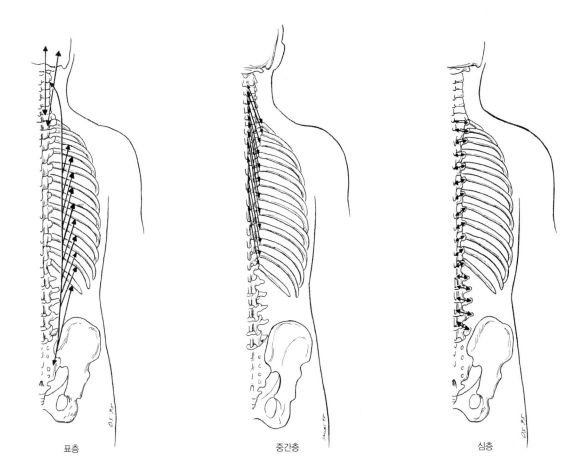

표층   중간층   심층

그림 18-1
척추기립근을 층에 따라 보여주는 그림. 화살표는 근육의 길이와 방향을 가리킨다. 가장 표층에 있는 근육이 가장 길고 심층 근육은 매우 짧다.

과 견갑거근 사이를 지난다. 등 위쪽과 어깨 문제 중 많은 것들이 이 요추–후면 막의 연결성 때문에 발생한다. 이 막에 문제가 생기면 결합조직 섬유가 마치 유리 접시와 같이 변한다. 요추–후면 막이 허리 쪽에서 문제를 일으키면 길고 딱딱한 밧줄처럼 변하고 광배근과 함께 교차인력cross-pull을 발생시킨다.

척추 가장 깊은 층의 결합조직은 뼈를 감싸고 있는 골막과 관절낭에 연결되어 있다. 가슴의 결합조직은 늑골 사이에 위치한 늑간근을 포함하며 흉곽 안쪽과 바깥쪽을 모두 이어준다. 이 막은 내장의 위치를 유지하는데 관여하기도 하는데, 단지 장부를 둘러싸고 있지만 않고 장부를 관통해 지나가기도 한다. 이러한

현상은 폐에서 특히 두드러진다. 분지 시스템을 지닌 폐에서는 결합조직이 기관, 기관지, 세기관지, 그리고 심지어 폐포(허파꽈리)까지 둘러싸고 있다.

늑골 안쪽 표면과 늑간근에 있는 결합조직은 흉강을 좌우로 나누는 종격mediastinum과 이어진다 그림 18-3. 또 흉골 아래쪽과 가슴 부위의 척추로도 이어진다. 종격은 심장을 포함한다. 그렇기 때문에 종격은 심장의 움직임이 제한받지 않고 움직일 수 있을 정도로 충분한 탄성을 갖고 있어야 한다. 게다가 호흡을 할 때마다 가슴 앞쪽과 뒤쪽의 연결성이 제대로 이루어져야 한다. 그런데 이 종격에 긴장이 쌓여 세로로 짧아지게 되면 심장과 호흡 기능 모두 문제가 생긴다. 종격의 긴장이 외부로 드러나서 가슴 앞쪽과 뒤쪽이 두꺼워진 증상이 바로 종형흉곽barrel chest이다. 반면 몸 앞뒤가 지나치게 좁아져 종격과 심장이 압박받는 체형을 동굴흉곽concave chest라고 한다. 동굴흉곽

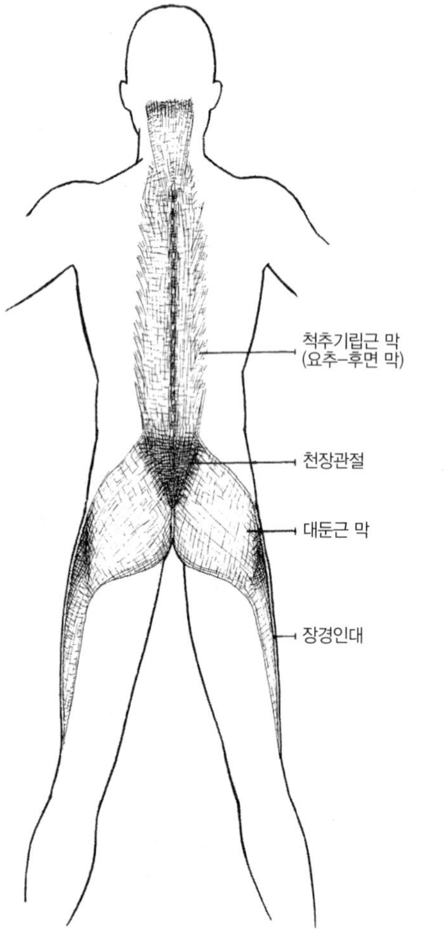

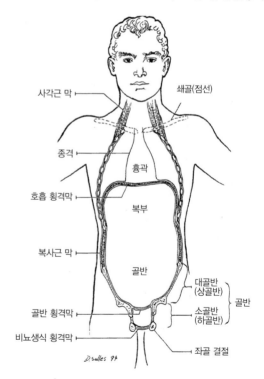

그림 18-3
체강을 감싸는 막의 연속성을 볼 수 있다. 체강의 횡격막 중 하나는 쇄골 부위에 있고, 두 개는 골반에 있다. 호흡 횡격막까지 포함시키면 총 4개의 횡격막을 확인할 수 있다.

그림 18-2
척추기립근과 둔부 근육의 막 연속성.

이 되면 종격과 심장은 압박을 받아 왼쪽으로 밀려나게 되고 이렇게 밀리는 힘에 의해 심장에 또다시 압박이 가해진다. 심장의 위치 변화는 폐를 위축시키며 호흡에도 제한을 가한다.

종격의 하단은 횡격막의 결합조직으로 이어진다. 횡격막은 대략적으로 가로축을 따라 만곡을 이루는 근육으로 이루어져 있으며 흉강과 복강을 나눈다. 횡격막 중심에는 원형의 두툼한 건이 있으며 주위엔 반지형의 근육이 둘러싸고 있다. 이 중심에 있는 건에서부터 바깥쪽으로 확산된 근육이 흉벽과 복벽 근육과 만난다.

횡격막은 늑골궁 내측단에 부착되며 옆쪽으로 뻗어나가 늑골 10, 11, 12번과도 만난다. 계속해서 12번 늑골의 짧은 첨단을 가로질러 복사근과 만난다. 그러므로 횡격막은 수평으로 몸을 가로지는 구조물이라기보다는 사선 각도로 아래쪽으로 내려간다.

횡격막의 움직임은 바람을 맞은 배의 돛과 같다 그림 18-4. 숨을 내쉴 때면 횡격막 상부는 위쪽으로 올라가고①, 들이쉴 때면 납작해진다②. 숨을 들이쉴 때마다 늑골은 척추와 이루는 관절에서 회전하며 들린다. 늑골이 들리며 흉곽이 확장하면 공기는 폐 안으로 들어온다. 이렇게 숨을 들이쉴 때 늑골이 들리며 옆으로 확장되고 횡격막이 아래로 내려가는 게 이상적이다. 하지만 횡격막에서 자연스러운 움직임이 일어나기 위해서는 들숨이 일어날 때 복부가 제대로 신장되어야 한다.

많은 이들이 복식호흡은 숨을 들이쉴 때 복부가 앞으로 나오는 호흡이라고 알고 있다. 이 복식호흡을 가르치는 다양한 방법이 존재하지만 해부학적으로는 의문의 여지가 있다. 왜냐면 복식호흡을 할 때 단지 복부를 앞으로 내미는 동작만으로는 숨을 들이쉴 때 복부가 짧아지기 때문이다. 이러한 호흡패턴은 정신적으로 통제된 호흡이며 학습된 패턴이다. 정신적으로 통제된 호흡패턴은 상황에 따라 몸이 유연하게 적응하는 것을 방해한다. 다시 말해 스스로 옳다고 믿

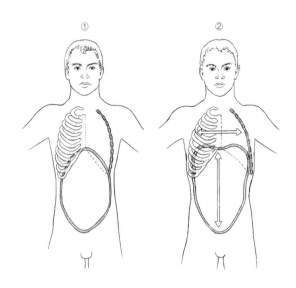

그림 18-4
호흡 횡격막의 운동

는 방식을 지나치게 고집하게 된다는 뜻이다. 복식호흡을 단지 아랫배를 많이 내밀면서 해야 한다고 고집하면 늑골의 움직임을 무시하는 경향이 생긴다.

숨을 내쉬는 동작에는 횡격막뿐만 아니라 늑골 사이에 있는 늑간근의 움직임까지 포함된다. 정상적인 상태에서 날숨은 몸이 이완된 상태에서 자연스럽게 일어나며 횡격막에서의 움직임이 자연스럽게 복사근으로 이어진다. 늑골은 자연스럽게 내려가며 횡격막은 원래의 돔 모양으로 되돌아간다. 이때 횡격막은 흉강으로 올라간다. 공기가 폐 바깥으로 밀려서 자연스럽게 나가는 날숨에서는 폐의 존재가 횡격막 움직임을 방해하지 않는다. 심지어 폐가 하나밖에 없는 사람이라 해도 양쪽 가슴에서 정상적인 움직임이 일어날 수 있다.

세 종류의 늑골 움직임이 호흡에 관여한다. 호흡을 할 때 일어나는 늑골 움직임에 대해서는 대부분의 해부학 책과 생리학 책에 상술되어 있다. 우리는 호흡을 할 때 늑골이 독립적으로 그리고 자유롭게 움직일 필요가 있다는 사실에 주목한다. 만일 하나의 늑골이

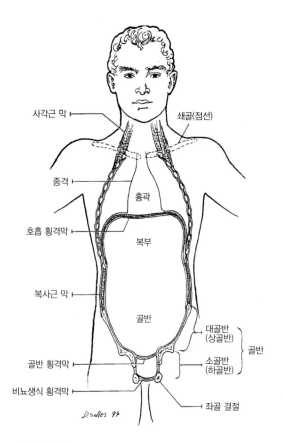

사각근 막

쇄골(점선)

종격

흉곽

호흡 횡격막

복부

복사근 막

골반

대골반
(상골반)

골반

골반 횡격막

소골반
(하골반)

비뇨생식 횡격막

좌골 결절

D salles 94

그림 18-5
체강의 횡격막

라도 흉곽의 전체 구조를 어긋나게 하면 인접한 다른 늑골에도 문제가 생기며 흉곽 전체의 비틀림을 야기한다. 이러한 비틀림이 정점에 이르면 결합조직 전체에도 영향을 미치게 된다. 흉곽에 존재하는 결합조직 모두가 딱딱해지면 마치 피부 아래에 구속복(정신 이상자나 폭력적인 사람의 행동을 통제하기 위해 입히는 옷. - 옮긴이)이 입혀진 것과 같은 느낌이 든다.

몸 앞쪽에 있는 쇄골과 뒤쪽에서 목과 견갑골에 달라붙는 두툼한 근육, 이들 사이에는 사각근이 존재한다 그림 18-5. 사각근은 목 기저부 양쪽 측면 심층에 있는 근육이며 상부 늑골에 부착된다. 폐가 바로 상부 늑골 아래까지 확장되어 있다. 이러한 구조 때문에 호흡을 할 때 공기가 폐첨까지 드나들면 사각근은 마치 호흡 횡격막처럼 확장하고 수축하는 작용을 한다. 또

사각근은 경추 횡돌기에 달라붙어 있어서 목이 긴장되면 폐 상부 호흡이 제한되기도 한다. 지나치게 성과를 중시하는 문화적인 요구에 따라 현대인들은 대부분 신체 다른 부분보다 목에 긴장이 많이 쌓여있다.

목은 가슴의 결합조직이 연속적으로 확장된 구조로 볼 수도 있다. 목에 있는 모든 조직들이 목 아래쪽에 있는 구조물들과 광범위한 연결성을 지니기 때문이다. 비닐봉지 윗단을 묶어놓은 형태를 생각하면 목과 가슴의 관계를 이해하기 쉬울 것이다. 목의 가장 깊은 층은 척추기립근, 중간층은 사각근으로 연결된다. 그리고 가장 바깥층은 승모근, 흉쇄유돌근으로 이루어져 있다.

흉쇄유돌근은 두개골 하부에 있는 귀 바로 뒤쪽의 유양돌기에서 아래쪽으로 내려와서 쇄골과 흉골로 뻗어나간다. 목을 움직이는 동작을 과도하게 한 나이든 사람에게서 흉쇄유돌근이 돌출된 모습을 자주 본다. 흉쇄유돌근은 일반적으로 머리를 끄덕거리거나 좌우로 돌리는 동작에 안정성을 부여하는 역할만을 한다. 하지만 습관적으로 머리를 앞으로 내미는 동작을 하게 되면(현대인들에겐 이런 전방머리증후군이 너무나 흔하다. - 옮긴이) 일차적으로 상승모근이 머리를 지지하는 역할을 해야 한다. 이런 자세에서는 머리에 고정패턴이 발생하게 되어 움직임이 제한된다. 결국 앞쪽의 흉쇄유돌근도 뒤쪽의 승모근이 하는 것과 똑같은 역할을 하며 긴장된다.

목 바깥쪽의 결합조직은 턱의 결합조직과 연속되어 있다. 하악각에 긴장성 패드가 쌓이면 결합조직의 제한성은 흉쇄유돌근으로 이어지고 그림 18-6, 결국엔 턱이 자유롭게 움직이지 못하는 상태가 되어 간접적으로 머리의 움직임도 억제된다. 습관적으로 턱을 꽉 무는 동작을 하면 머리에도 꽉 무는 힘이 작용하게 된다. 턱을 강하게 꽉 문 다음 머리를 흔들며 '노' 또는 '예스' 동작을 해보라. 목을 움직이는 것 자체가 쉽지 않을 것이다. 턱 아래쪽의 막은 혀와도 연결된다. 그러므로 얼굴과 머리에서 고정패턴이 발생하면 입 안쪽과 혀에도 문제가 생긴다.

척추기립근은 위쪽으로 올라가 두개골 기저부에 부착되며, 이곳에서 머리 하단의 두툼한 패드와 결합된다. 흉쇄유돌근과 승모근의 막은 머리 뒤쪽에서 두개골을 감싸고 있는 결합조직과 이어진다. 목 가장 심층에서 경추를 따라 두개골까지 이어지는 매우 두툼한 로프 모양의 결합조직이 있는데 이를 항인대 *ligamentum nuchae*라고 부른다 **그림 18-7**. 이 항인대는 거의 T자 모양에 가까우며 두개골 뒤쪽에서 펼쳐지듯 돌출되어 있고, 목 뒤쪽을 좌우로 나누는 중격 역할을 한다. 항인대의 중격 기능은 목의 표층 근육과 심층 근육을 연결해주는 데에도 기여한다. 하지만 습관적으로 머리를 앞으로 내미는 자세를 지닌 사람에게서 항인대는 매우 두툼하고 단단해 거의 뼈처럼 느껴지기도 한다.

목에 있는 표층과 심층의 연부조직을 이어주며 또 좌우로 나누어주는 항인대의 중격 기능과 비슷한 구조물이 인체에는 여럿 있다. 인대가 일반적인 막 보다 좀 더 밀도가 높고 안정성이 있기 때문에 구조를 강력하게 잡아주는 역할을 한다. 또한 근막을 나누어주어 기능적 분할을 하기도 한다.

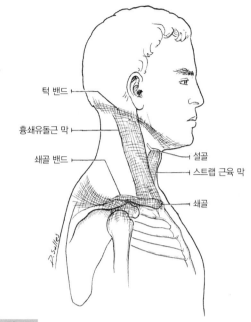

턱 밴드
흉쇄유돌근 막
쇄골 밴드
설골
스트랩 근육 막
쇄골

그림 18-6
목 바깥층의 결합조직

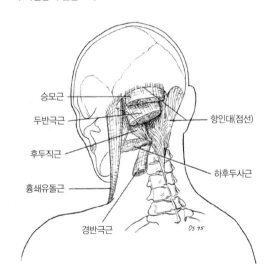

승모근
두반극근
후두직근
흉쇄유돌근
경반극근
항인대(점선)
하후두사근

그림 18-7
항인대는 두개골 기저부 양쪽 표층을 감싸는 역할을 한다. 또 심층에서 좌우 근육을 나누어주는 중격 기능도 한다.

CHAPTER 19
골반과 대퇴

견갑대와 골반대는 여러모로 서로 다르다. 배아 발생 첫 달에는 팔과 다리 모두 몸통에서 바로 옆면으로 뻗어 나온다. 독수리 날개가 등에서 나와 물속으로 뻗어나가는 모습을 상상해보라. 팔은 옆으로 빠져나올 때 손바닥이 정면을 향한다. 반면 발은 발바닥 아치가 서로 마주본 상태로 뻗어나간다. 이런 자세는 어른들은 불가능하다. 아이가 태어날 때가 되면 팔은 몸 측면에서 아래로 내려오며 광범위한 가동범위를 갖춘다. 다리도 몸통 아래쪽으로 내려와 쭉 뻗으며 무릎은 정면으로 회전하고 굽혀진 후 머리 방향을 향한다. 다리가 회전했다는 것은 다리의 근막 망과 연부조직에 나선형의 힘이 가해졌다는 것을 뜻한다. 상대적으로 태아 팔의 회전은 다리에 비해 적다.

견갑대와 골반대의 기능적 차이는 활용도에 따라 결정된다. 골반은 주로 몸무게를 지지하는 역할을 하지만, 어깨와 팔은 가동성을 유지한다. 골반에도 가동성이 있지만 이는 우선적으로 몸을 지지할 필요성에 따라 수정된다.

골반 바깥쪽 표층에는 세 종류, 아니 넓게 보면 네 종류의 근육이 있는데 이들은 골반 바깥쪽에 붙어서 하지까지 이어진다. 대둔근, 대퇴근막장근, 봉공근이 대퇴 내외측을 차지하는 표층 근육이며 여기에 대퇴직근이 네 번째로 첨가된다 그림 19-1.

대둔근은 장골 후면에서 천장관절을 지나 꼬리뼈까지 이어지며 엉덩이 중심부에 매우 넓게 퍼져있다. 대둔근 근육은 사선으로 골반을 가로질러 다리로 이어지다가 장경인대라고 부르는 긴 섬유성 조직에서 끝난다. 장경인대는 무릎 바로 아래 경골과 비골 상단 측면 돌출부에서 끝난다. 대둔근이 정상적인 기능을 할 때는 골반 뒤쪽과 하지 사이의 대퇴골을 지나는 영역에서 작용한다. 하지만 대둔근이 골반을 지날 때 종종 대전자에 달라붙어 정상적인 움직임에서 어긋나기도 한다.

대퇴근막장근은 골반 앞쪽에서 전상장골극에 붙는 작은 근육인데, 골반 측면으로 각도를 갖고 내려와 장경인대 섬유와 만난다. 이 근육은 자주 뼈처럼 느껴지기도 한다. 대퇴근막장근은 뒤쪽의 커다란 대둔근과 긴장 균형을 이루며 장경인대와 만난다. 이 근육의 막은 장경인대를 타고 내려와 무릎 아래까지 이어지도록 디자인되어 있다. 대퇴근막장근의 하부가 대전자 부근에서 잡히면 전체적으로 조직 단축이 일어나 기능이 제한된다. 이 근육의 딱딱함 정도가 바로 허벅지가 스트레스를 받는 지표라고 할 수 있다.

봉공근sartorius은 전상장골극 끝단에 붙어서 대퇴근막장근 바로 옆을 지나 내려오며, 대퇴부에서 S자 모양으로 사선을 그리다 무릎 안쪽 아래 경골에 부착된다.

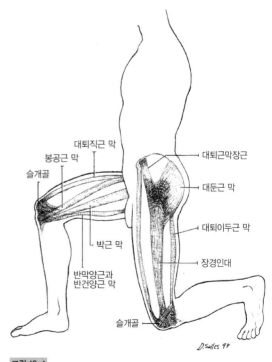

대퇴직근 막
봉공근 막
슬개골
대퇴근막장근
대둔근 막
박근 막
대퇴이두근 막
반막양근과
반건양근 막
장경인대
슬개골

D.Salles 94

그림 19-1
골반에서 무릎까지 부착된 연부조직

봉공근 아래쪽엔 대퇴직근이 있다. 이 근육은 전하장골극AIIS에서부터 아래로 직선으로 내려와 슬개골 상부의 건과 만난다. 슬개골 상부의 건은 무릎 앞쪽을 지나 경골 앞쪽으로 이어진다. 무릎을 덮고 있는 뼈인 슬개골은 이 건 안쪽에 안착되어 있으며 무릎 앞쪽에서 뼈로 된 쿠션 역할을 한다. 슬개골은 시냇물 속의 조약돌 모양을 하고 있으며 가만히 있는 뼈가 아니라 무게를 지지하는 뼈이다. 슬개골은 슬개인대patellar ligament 내부의 결합조직이 변형된 종자골로 볼 수도 있다.

허벅지 안쪽에는 좌우에 내전근들이 있어 V자 모양을 이룬다. 이 중에서 박근gracilis은 고관절과 무릎 관절 모두를 지나는 유일한 내전근이다. 그러므로 박근도 다리의 표층 근육으로 분류할 수 있다. 조금 더 깊은 층에 있는 다른 내전근들은 오직 고관절 하나만

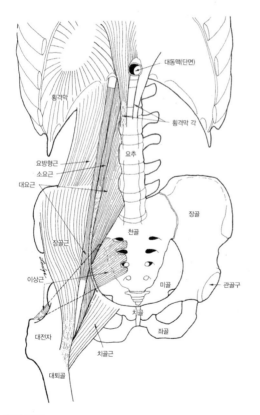

그림 19-2
요근은 요추(심층)와 대퇴골의 소전자(표층)를 이어준다.

지나며 무릎 아래쪽으로 내려오지는 않는다. 박근은 주변의 막과 함께 넓게 좌골지에 부착되며, 아래쪽으로는 봉공근 밑을 지나 무릎 아래 경골 내측 돌출부에 부착된다.

허벅지 뒤쪽에는 햄스트링hamstring 근육이 있다. 이 근육은 골반 뒤쪽 아래에 돌출된 뼈인 좌골결절에서 세 가닥으로 분지된다. 이 중 두 가닥은 무릎 내측에, 한 가닥은 무릎 관절 외측 하단에 부착된다.

하체 표층에 있는 긴 근육은 서로 함께 작용해 슬관절과 고관절에 영향을 준다. 어깨와 마찬가지로 무릎도 어딘가에 매달린 구조물이다. 그렇기 때문에 대둔근, 대퇴근막장근, 그리고 측면의 햄스트링(대퇴이두근)에 의해 무릎의 위치와 기능이 결정된다. 무릎 내측에는 봉공근, 박근, 그리고 두 가지의 햄스트링(반막양근과 반건양근)이 서로 상호작용을 한다.

이렇게 무릎 내측과 외측 표층에서 골반에 연결되는 근육들은 삼각대 두 개가 서로 마주 보는 구조를 하고 있다. 내측의 근육은 전상장골극, 좌골지, 그리고 좌골결절에서 시작하고, 외측의 근육은 좌골결절, 천장관절, 그리고 전상장골극 외측에서 시작한다.

우리가 전문적으로 볼 때 진짜 무릎 문제는 오직 무릎에 직접적인 외상이 가해졌을 때만 발생하고, 그 외에는 대부분 무릎을 지나는 근육 때문에 발생한다. 보통 무릎에 부착된 근육들이 바르게 이어지면 무릎 좌우에서 똑같은 장력이 가해진다. 하지만 골반에서 기원하는 근육들이 무릎을 지날 때 균일한 장력이 가해지지 않는다면 근육 트랙이 비틀린다. 이렇게 비틀린 장력을 오랫동안 받으면 '무릎 손상'이 발생한다. 이때의 손상은 골반에서 기원한 것이다. 무릎에 직접적인 외상이 가해진 게 아니다. 이러한 분석은 골반을 많이 쓰는 달리기 선수나 댄서들의 무릎 손상을 개선시킨 수많은 바디워커들이 보고한 내용이다.

우리가 표층과 심층의 근육을 분류하면서 가장 놀란 것은 바로 요근을 접했을 때이다 **그림 19-2**. 요근은

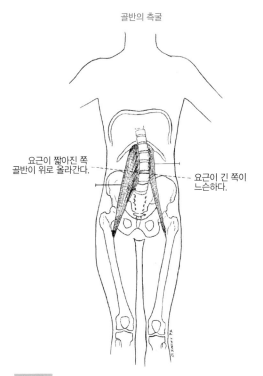

골반의 측굴

요근이 짧아진 쪽
골반이 위로 올라간다.

요근이 긴 쪽이
느슨하다.

그림 19-3
요근의 톤에 따라 골반이 기운다.

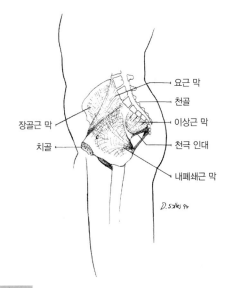

요근 막

천골

장골근 막

이상근 막

치골

천극 인대

내폐쇄근 막

D. Sykes 94

그림 19-4
요근과 장골근의 막은 서혜부에서 만나 장요근 건을 형성한다. 장골근의 막은 골반 심층에 있는 내폐쇄근 같은 근육과 연결된다.

아이다 롤프가 가장 좋아한 근육이라 어떤 이는 롤퍼의 근육Rolfer's muscle이라고 부르기도 한다. 이 근육은 몸 안쪽에서 기시해 다리 안쪽 깊은 곳에 부착된다. 요근은 단일한 근육임에도 불구하고 두 개 이상의 관절을 지난다. 그렇기 때문에 우리는 요근을 외재근이면서 표층 구조물로 정의한다. 사실 요근은 골반 안쪽에서 가장 표층에 위치한 근육인데도 골반에 조금도 부착되지 않고 다리까지 이어진다.

요근은 위쪽에서 하부 흉추와 상부 요추에 부착된다. 아래로 골반을 지날 때는 S자 모양으로 각을 이루며 내려간다. 이때 전상장골극 바로 내측을 지나 치골 위를 사선으로 흘러내려 허벅지 안쪽 소전자에 붙는다. 소전자는 대퇴골 상단 내측에서 튀어나온 뼈이다. 소전자는 전상장골극에서 내측으로 따라 내려가면 촉진할 수 있다. 앉은 자세에서 발차기를 하면 요근의 움직임도 촉진할 수 있다. 요근은 요추에 만곡을 만드는 주된 요인이다. 그렇기 때문에 간접적으로 골반을 기울게 하는 근육이다. 요근이 좌우 어느 한쪽에서 긴장되고 반대쪽 요근이 상대적으로 느슨해진다면 골반은 측면으로 기울게 된다**그림 19-3**.

골반 가장 깊은 부위에 있는 근육은 오직 고관절에만 영향을 준다. 이들 심부 고관절 근육은 걸을 때 차례로 움직이며 고관절의 균형과 안정성을 유지해준다. 또 이들은 거의 둥그런 형태의 근육과 막으로 이루어져 대퇴골 상단을 둘러싸고 있다. 고관절 심부 근육은 움직임 범위가 크지는 않지만 만약 짧아지게 되면 역학적으로 큰 문제를 일으키게 된다. 왜냐하면 이들의 막이 위쪽으로는 몸통과 이어져 있고, 아래쪽으로는 다리까지 연결되어 있기 때문이다. 앞에서 이야기한 골반 표층 조직과 심층 조직이 서로 붙게 되면 문제가 생길 수밖에 없다.

장골근은 골반 안쪽 요근 밑에 놓여 있는 근육이다**그림 19-4**. 골반강 안쪽 장골능 하단에서 시작해 다리로 내려간다. 어떤 사람에게서는 장골근이 천골 안쪽까지 부착되어 있는데 이런 요소가 천장관절 문제를 일으키곤 한다. 장골근은 깔대기 모양으로 치골을 지나 아래로 내려오는데 요근이 지나는 경로 바로 옆을 지난다. 요골근과 장골근은 모두 소전자에 부착되는데 두 근육은 종종 같은 건을 공유한다. 장골 안쪽 전체에서 시작되는 장골근의 구조 때문에 이 근육에 습관적 긴장이 쌓이면 골반 안쪽에 근경련이 발생하기도 한다. 장골근과 요근은 모두 골반과 요추의 배열에 영향을 미친다.

'허리' 부위는 요추, 천골, 그리고 두 개의 장골을 모두 포함한다. 장골근은 장골의 위치를 결정하는 근육이고 요근은 요추의 위치를 결정하는 근육이다. 그런데 요근이 장골근과 유착되면 요추와 장골의 독립적인 움직임에 문제가 생길뿐만 아니라 이들 근육의 독립성도 상실된다. 그 결과 요추와 천추, 골반 또는 대퇴골의 자유로운 흐름이 줄어들게 된다. 물처럼 유연하게 걸을 수 있으려면 복잡한 골반 락킹 운동이 방해받지 않아야 한다.

대퇴 안쪽에는 세 개의 내전근이 있어 좌골지와 치골 앞쪽에 부착된다 그림 19-5 . 이들은 대퇴골 내측 상부로 이어진다. 이 중에서 장내전근adductor longus은 가장 사용 빈도가 높은 근육이다. 그렇기 때문에 장내전근이 긴장하면 생식기 주변에 두툼한 밧줄 같은 구조물이 촉진된다. 이렇게 형성된 긴장은 쉽게 이완되지 않고 끊임없이 불편한 느낌을 준다.

장내전근은 대퇴골 상부 1/3 지점에 부착되며 이 위치는 장골근과 요근이 부착되는 소전자 바로 아래쪽이다. 치골근pectineus도 내전근이며 요근과 장내전근 사이에 위치해 있다. 이 치골근은 서혜부에서 촉진할 수 있으며 요근과 장내전근 사이 안쪽에 위치한다. 이 근육은 짧고, 납작하며, 종종 느슨해지는 근육인데 다리를 조금 더 몸 중심부로 당길 수 있도록 디자인되어 있다.

내전근 중에서 가장 큰 것은 대내전근adductor magnus이다. 이 근육은 치골지 전체에 부착된 매우 덩치가 큰 근육으로 박근 안쪽 깊은 공간을 채우며 대퇴골 뒤쪽을 감싸며 끝난다. 또 햄스트링 깊은 곳까지 이

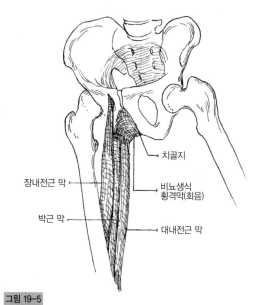

그림 19-5

장내전근, 박근, 대내전근의 막은 골반 안쪽으로 이어져 비뇨생식 횡격막과 골반 횡격막에 영향을 준다. 허벅지 안쪽의 긴장은 골반으로 전달되고 반대로 골반의 긴장이 허벅지 안쪽에 영향을 준다.

어진다 그림 19-6 . 대내전근은 허벅지 안쪽에서 특징적으로 드러나는 근육으로 치골근과 마찬가지로 잘 사용되지 않아 발달이 덜 된 근육 중 하나이다. 만약 무릎이 바깥으로 돌아가 제자리에 있지 않으면 박근gracilis이 대내전근의 기능을 대신 떠맡는데, 그렇게 되면 더 심층에 있는 근육이 자신의 톤과 기능을 확보하지 못하게 된다. 게다가 햄스트링과 대내전근이 유착되면 햄스트링에 경련이나 쥐가 나서 아무리 스트레칭을 해도 쉽게 가라앉기 어렵게 된다.

골반 중간층에는 중둔근gluteus medius이라는 선풍기 날개 모양의 근육이 있다 그림 19-7 . 이 근육은 장골능에 부착되어 아래로 깔대기 모양으로 좁아지다 대퇴골 대전자에 붙는다. 중둔근 상부에는 대둔근 일부가 감싸고 있다. 그렇기 때문에 중둔근과 대둔근 상부가 유착되면 대퇴골 골두가 고관절 소켓 안쪽으로 밀려들어가 하지의 스윙 동작이 지연된다. 장골능 바로 옆, 또는 엉덩이 측면의 조직이 두껍게 바뀌었다는 것은 중둔근과 대둔근 상부에 고정 내지는 단축이 일어났다는 지표이다.

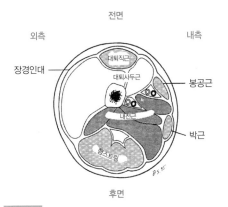

전면

외측　　　　　　　　　　　　　　　내측

장경인대　　　　　대퇴직근

　　　　　　　　대퇴사두근

　　　　　　　　　　　　　봉공근

　　　　　　　내전근

　　　　　　　　　　　　　박근

햄스트링

후면

그림 19–6
대퇴 중간을 가로로 자른 단면. 고관절 굴곡근(햄스트링), 신전근, 내전근, 그리고 외전근(장요인대)을 관찰할 수 있다. 각 근육들 간의 관계는 대퇴의 높이에 따라 변할 수 있다.

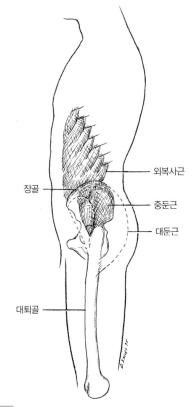

장골

대둔근

대퇴골

외복사근

중둔근

대둔근

그림 19–7
중둔근은 대둔근의 영향을 받는다. 중둔근은 대둔근에 둘러싸여 있으며, 중둔근의 막은 장골능에서 복사근의 막과 연결된다. 이러한 구조 때문에 오랫동안 잘 빠지지 않는 '옆구리 살'이 형성된다.

대둔근과 중둔근 아래에는 7개의 근육군이 존재한다. 이 중 6개는 하지의 외회전lateral rotation을 담당한다 그림 19–8. '외회전'은 순전히 해부학적 용어이며, 실제로는 결코 온전한 형태의 외회전이 일어나지 않는다. 오히려 이 6개 근육은 하지의 외회전보다 더 다양한 기능을 담당한다. 7개의 근육 모두 선풍기 날개 모양을 한 채 대전자 뒤쪽에 부착된다. 우리는 이 중 몇 개만 상세하게 살펴볼 생각이다.

외회전근 중에서 가장 아래쪽에 있는 근육은 대퇴방형근quadratus femoris이다. 이 근육은 대전자 하단에 부착되어 좌골결절로 이어지는데, 엉덩이 주름을 형성하는 데도 관여하며 서혜 밴드의 뒤쪽 분지 아래에 위치해 있다. 대퇴방형근과 이를 둘러싼 막에 긴장이 쌓이면 엉덩이 아래쪽이 눈에 띄게 움푹 들어가 엉덩이가 평평해진 것처럼 보인다.

대퇴방형근의 머리 쪽에 놓여있는 다른 외회전근이 있다. 내폐쇄근obturator internus이 바로 그것이다 그림 19–9. 내폐쇄근의 외부는 건으로 이루어져 있으며 대전자에 부착된다. 이 근육은 골반 뒤쪽에서 좌골결절과 꼬리뼈 중간을 지나고, 골반 하부 내측을 채우면서 폐쇄공이라 부르는 원형의 구멍에 달라붙는다. 내폐쇄근은 골반 안쪽에 있는데 바깥에 있는 고관절에 부착된다. 이 근육은 골반 안쪽 조직과 연결성을 지니고 있기 때문에 여성의 생리 또는 월경전 증후군에 영향을 미친다. 남성의 내폐쇄근이 엄청나게 긴장되면 골반 기저부가 협착되며 골반 상단이 날개처럼 벌어지는 현상이 일어난다.

이상근도 외회전근 중 하나이다. 이 근육은 대전자 뒤쪽에서 내폐쇄근 부착부 바로 위쪽에 붙는다. 위쪽에서는 천골 내측에 붙는다. 이상근은 골반의 대좌골공greater sciatic foramen을 지나는 좌골신경과 같은 경로를 지나기 때문에 이 근육에 경련이나 만성 긴장이 생기면 좌골신경통sciatica이 생긴다.

소둔근은 전통적인 해부학에서 고관절 외회전근으로 분류되지 않는다. 하지만 우리는 이 선풍기 날개 모양의 근육이 좀 더 큰 날개 모양의 외회전근 그룹 기능에 완결성을 부여한다고 생각한다. 소둔근은 중둔근 아래쪽에 위치하며 장골을 넘어 대전자 상단에 부착된다.

외회전근이 전체적으로 딱딱해지면 엉덩이 뒤쪽에 움푹 패인 자국이 남아 겉보기에 귀여울 수 있다. 하지만 실제 패인 자국은 외회전근 긴장의 증거이며 걸을 때 팔자걸음으로 뒤뚱거리면서 다리를 벌리고 걷게 하는 요인이 된다. 문제의 원인이 고관절 깊은 곳의 조직 긴장에서 비롯되면 발끝을 정면으로 하고 똑바로 걷는 방식으로는 교정하기 어렵다. 고관절이 긴장되면 하지에 비틀리는 힘이 가해지기 때문이다.

견갑대의 움직임에 대해서는 17장에서 다루었는데, 거기서 우리는 팔을 들어 올릴 때 주변 근육들이 차례대로 동원되는 시퀀싱sequencing의 필요성에 대해 이야기 했다. 모든 근육들이 동시에 기능해서는 안 된다. 단일 근육 또는 근육의 일부는 자신이 활성화될 수 있는 각도에 이르렀을 때 움직여야 한다. 이런 식으로 견관절 주변 조직들에 유연성이 확보되어 있어야 어깨의 움직임이 정확하게 통제된 형태로 이루어진다.

다리에서는 고관절이 견고하게 지지를 받고 있어야 움직임에 안정성이 확보된다. 어깨에서뿐만 아니라 다리에서도 안정성이 확보되려면 근육의 시퀀싱이 이루어져야 한다. 단일 근육이나 근육군이 다리에 움직임을 유도하려면 이와 짝을 이루는 근육이나 근육군은 이완, 신장되어야 한다. 건강한 근육은 적절한 톤을 지니고 항상 수축 또는 신장할 준비를 갖추고 있어야 한다.

고관절 소켓에서 움직이는 하지는 독립적으로 움직이지 않는다. 즉 다리가 움직이면 골반도 따라 움직여야 한다. 이를 확인해볼 수 있는 실험이 있다. 우선 계단 위에 다리 하나를 짚고 선다. 반대편 다리를 공중에서 앞뒤로 움직이면 골반과 다리가 하나의 단위로 연결되어 움직인다는 것을 확인할 수 있다. 그

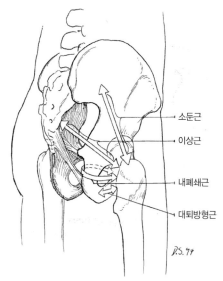

그림 19-8
고관절 회전근에는 이상근, 대퇴방형근, 내폐쇄근, 외폐쇄근, 상쌍자근, 하쌍자근 이렇게 6개 근육이 포함된다. 이 그림에는 쌍자근이 빠져 있으며, 외폐쇄근도 이 각도에서는 보이지 않는다. 여기에 소둔근의 역선을 첨가해 막 층에 대한 그림을 완성했다.

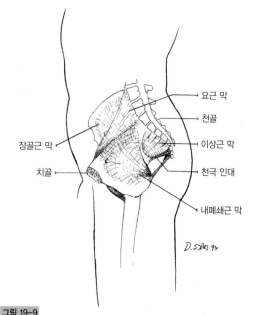

그림 19-9
내폐쇄근이 골반 안쪽 깊숙한 곳의 막과 연결된 모습을 확인하라.

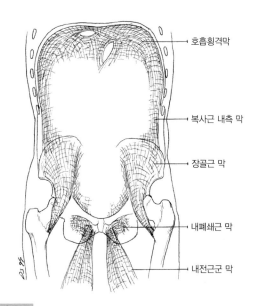

그림 19-10
막의 연결성을 확인하라.
내전근군 → 내폐쇄근 → 장골근 → 내복사근 → 횡격막

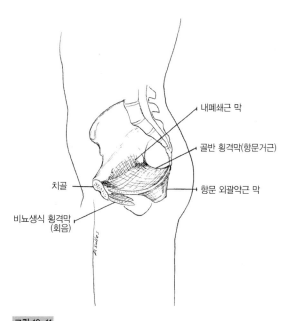

그림 19-11
골반 횡격막의 경계부는 내폐쇄근의 막과 이어져 있다.

런데 고관절 주변 막에 긴장이 쌓이면 걸을 때 움직임이 허리에서부터 시작된다. 허리에서 시작된 움직임이 긴장된 고관절을 지나쳐 다리로 전해지기 때문에 으스대는 걸음strutting gait, 즉 허리에서 하지까지 뻣뻣한 모습으로 걷게 된다.

골반은 두 개의 그릇이 위아래로 겹쳐있는 모양을 하고 있다. 위쪽에 큰 골반 그릇larger pelvic bowl은 좌우 장골이 감싸고 있고, 장골 안쪽엔 장골근과 연관된 막이 부착되어 있다. 또 아래쪽의 조금 더 작은 골반 그릇smaller pelvic bowl에는 내폐쇄근과 연관된 막이 부착되어 있다. 이 두 개의 골반 그릇은 서로 이어져 있으며, 내폐쇄근과 장골근의 막도 서로 이어져 있음을 쉽게 확인할 수 있다 그림 19-10 .

작은 골반 그릇 아래쪽 절반 지점에 상하로 분할하는 슬링 근육과 막이 배열되어 있다. 골반 횡격막 또는 골반 기저부라는 구조가 바로 그것이다. 골반 횡격막 바로 위쪽에 방광과 직장, 여성에게서는 자궁과 난소가 위치해 있다. 골반 횡격막의 경계부는 내폐쇄근 막과 이어져 있다 그림 19-11 .

골반 횡격막은 네 개의 근육으로 구성되어 있다. 치골미골근pubococcygeus은 이 중 가장 큰 근육이며 치골과 치골결합 뒤쪽에서 미골의 2, 3 분절 안쪽에 닿는다. 치골미골근에서부터 선풍기 날개 모양으로 뻗어나오는 근육이 바로 장골미골근iliococcygeus, 좌골미골근ischiococcygeus, 그리고 미골근coccygeus이다. 해부학적으로는 이들을 합쳐서 항문거근levator ani이라고 부른다. 이 책에서는 이들을 골반 횡격막으로 정의한다.

골반 횡격막은 괄약근과 합쳐지는데 괄약근은 항문과 방광 그리고 여성의 질을 포함한다. 괄약근과 골반 기저부의 슬링 근육은 상호 균형을 이루는데 한쪽의 근육 톤은 다른 쪽 근육 톤을 결정한다. 요추가 앞쪽이나 뒤쪽으로 만곡이 심해지면 골반도 이에 따라 기운다. 골반 횡격막을 구성하는 연부조직은 이때의 스트레스를 드러내게 된다. 골반 횡격막의 톤은 결국 생식계와 배설계의 건강에도 지대한 영향을 끼치게 된다.

골반 횡격막 아래쪽에서 좌골지 사이 V자 모양의 공간을 가로로 지나는 구조물이 바로 비뇨생식 횡격막이다. 비뇨생식 횡격막은 회음이라고 알려져 있다. 남성에게서 회음은 회음부 근육perineal muscles뿐만 아니라 성기 기저부 근육들도 포함한다. 이 부위는 엉덩이 근육이 긴장되면서 압박을 받는데, 회음부가 압박을 받으면 성기의 기능에도 영향이 간다. 여성의 회음부는 질 입구에 의해 양분된다. 대음순은 자주 좌골지에 유착되는 부위이다. 이러한 사실은 질 입구가 상대적으로 딱딱하고 탄성과 유연성이 떨어진다는 것을 의미한다. 회음부의 탄성과 유연성이 떨어지면 성 행위와 임신에도 안 좋은 영향이 간다.

좌골결절과 꼬리뼈 사이를 좌골직장와ischiorectal fossa라고 부른다. 비뇨생식 횡격막은 이 부위를 크게 넘어가지 않는다. 좌골직장와 부위에 있는 유일한 근육이 항문 외괄약근external sphincter of the anus이다. 나머지 부위는 지방 패드로 채워져 있다.

CHAPTER 20
수평과 수직 근막구조

앞에서 우리가 다양한 근육들에 대해서 이야기했던 것은 주로 결합조직과 근육이 어떻게 상호작용하는지를 보여주기 위해서다. 특히 체간과 골반에 대해 초점을 맞춰 상술하였다. 결합조직 배드에서 근육이 어떻게 작용하는지 설명하기 위해 근육 해부학을 활용했으며, 결합조직이 몸에서 일어나는 모든 움직임에 연속성을 제공한다는 설명을 했다.

결합조직은 우리가 횡격막이라고 부르는 구조물을 통해 몸의 공간에 관여한다 그림 20-1. 횡격막은 몸을 수평으로 가로지르는 근막 구조이다. 골반 최하층에 두 개의 횡격막이 있는데 하나는 골반 횡격막이며, 그 바로 아래쪽에 비뇨생식 횡격막이 위치해 있다. 호흡 횡격막은 몸통 가운데에서 흉강과 복강을 나눈다. 또 앞에서 이미 언급했지만 목의 기저부에서 폐의 꼭대기 부위에 영향을 미치며 횡격막처럼 작용하는 사각근도 있다.

인체를 수평으로 지나는 근막 구조 외에도 수직으로 코어를 지나는 구조물도 존재한다 그림 20-2. 이에 대해서는 앞에서 설명하였다. 이 수직 연속체에는 다리의 골간막, 대퇴 심층의 막, 골반 내측 그릇을 지나는 막, 그리고 종격이 포함된다. 수직 막은 위쪽으로 경추 부근의 식도와 기도 주변 막으로 이어지고, 구강과 인두 뒤쪽을 지나서 뇌를 좌우로 나누는 막성 중격_fascial septum_에서 끝난다.

몸에 급성 긴장이 쌓이면 수평, 수직 결합조직 경로를 타고 전파된다. 이 긴장은 몸 안쪽의 광범위한 긴장으로 이어져 몸 전체에 과민성 자극이 나타날 수 있다. "내 몸에 손대지 마" 또는 "어떻게 해야 할지 모르겠네"와 같은 표현은 단순한 급성 통증 때문에 하는 말이 아니라 몸 내부의 수평, 수직 결합조직 긴장 때문에 하는 표현이다.

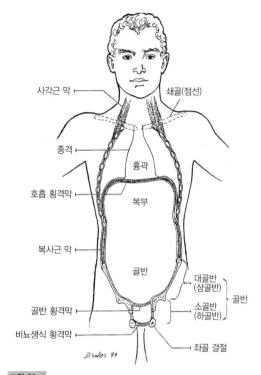

사각근 막
쇄골(점선)
종격
흉곽
호흡 횡격막
복부
복사근 막
골반
대골반 (상골반)
소골반 (하골반)
골반
골반 횡격막
비뇨생식 횡격막
좌골 결절
D. salles 94

그림 20-1
결합조직은 몸의 공간을 형성한다.

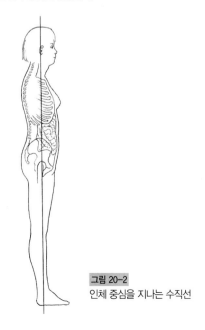

그림 20-2
인체 중심을 지나는 수직선

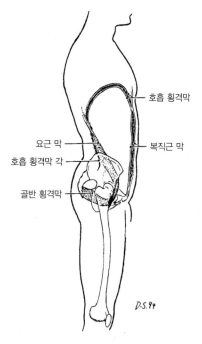

그림 20-3
복부와 골반에 있는 횡격막의 일부가 복부와 골반 전체에 영향을 미칠 수 있음을 잘 보여주는 그림이다.

몸 내부의 공간에 대해 이야기 했지만 이 공간은 비어있는 곳이 아니라는 사실을 기억해야 한다. 몸 내부 공간에는 장부, 결합조직, 근육들이 채워져 있다. 앞에서 이야기한 수직, 수평 근막 경로도 몸 구조의 정상적인 일부이다. 그렇기 때문에 이 경로의 균형이 깨져 긴장되면 공간을 채우는 결합조직에도 스트레스 라인이 생긴다. 이러한 현상은 구조에서 일어나는 이차적 반응이다. 하나의 구조에 문제가 생기면 기능 변화가 생기고 필요에 따라 연쇄적으로 다른 구조에도 영향을 미쳐 변형을 만든다.

예를 들어 호흡 횡격막은 골반과 연결성을 지니고 있다. 횡격막 각이 척추 앞면에서 천골 상단까지 연결된다 그림 20-3. 요근은 요추 추체 양측에서 횡격막 각을 뚫고 흉추 하부까지 이어져 있다. 이런 방식으로 요근의 막은 횡격막 하단의 막과 연결되어 있고, 장골근과 만나 아래쪽으로 내폐쇄근을 지나며 골반 횡격막, 비뇨생식 횡격막과 이어진다. 허리에서 요근의 막은 요방형근과 척추기립근의 막으로 이어진다.

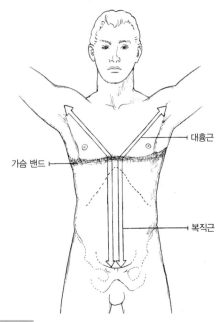

그림 20-4
치골과 상완근 사이의 막 연결

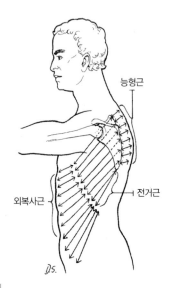

그림 20-5
복부 앞쪽과 등 위쪽을 연결하는 막

호흡 횡격막은 측면에서 복사근, 복횡근과 만나며, 앞쪽에서 복직근 안쪽의 막과 만난다. 이 복직근은 호흡 횡격막 앞쪽과 치골을 연결한다. 복사근도 호흡 횡격막과 연결되어 있으며 아래쪽으로 장골능에 닿고 장골근과 내폐쇄근 막이 지나는 길을 타고 골반 횡격막에 이어진다.

몸 표층에서 지나는 막의 경로도 횡격막들 사이의 균형에 영향을 미친다. 표층에서의 막 연결성은 훨씬 광범위하다. 예를 들어 복부 표층에서 위로 올라간 연결선은 대흉근에서 갈라져 양쪽 팔로 이어지며 그림 20-4, 복사근 표면을 넓게 덮고 있는 막은 위쪽에 있는 전거근을 타고 견갑골 하부로 이어진다 그림 20-5. 등쪽에서 대둔근 위를 지나는 막은 사선으로 올라가 광배근과 만나고, 계속해서 팔까지 연결된다. 척추를 광범위하게 둘러싸고 있는 막 조직이 가죽처럼 뻣뻣해지면 수직으로 영향을 주어 몸 일부 또는 전체의 횡격막 가동성을 떨어뜨릴 수도 있다.

CHAPTER 21
움직임의 상호성

척추의 만곡은 상호성reciprocity을 지닌다. 예를 들어 요추의 만곡은 척추의 만곡과 서로 영향을 주고받는다. 그렇기 때문에 요추 만곡이 심해지면 경추의 만곡도 심해지고, 요추가 일자가 되면 경추도 일자로 된다.

사람들은 보통 척추가 균형을 이루고 있다는 생각을 할 때 움직이지 않고 가만히 기립한 모습을 그린다. 하지만 실상 척추는 사람이 숨을 쉬고 움직일 때마다 스프링처럼 확장되고 수축한다. 따라서 척추를 제대로 검사하려면 만곡 상태가 아니라 움직임의 질을 봐야 한다. 움직이고 있는 척추는 어느 한 부위도 가만히 정지해 있지 않다. 만일 척추 마디 하나가 고정되면 척추 전체에서 움직임의 자유도가 떨어진다.

사람들은 움직임이라는 말을 들으면 대부분 걷는 것, 일하는 것, 아기를 들어 올리는 것, 접시를 씻는 것, 그리고 차를 운전하는 것과 같은 큰 동작만을 생각한다. 하지만 잠을 자는 동안에 일어나는 미묘한 호흡 리듬도 움직임이다. 인체는 잠시도 멈추어 있지 않다. 심지어 아주 미세한 움직임조차도 유기체 전체에 파동을 전파한다. 이런 파동은 결합조직을 통해 퍼져나간다. 따라서 결합조직의 톤이 적절하면 바르게 튜닝 된 첼로의 현에서 진동이 전달되듯 움직임이 몸 전체로 제대로 전달된다. 사람들은 기분 좋을 때 콧노래를 흥얼거리는데 이때 내는 소리는 자신의 몸 상태를 반영한다. 마찬가지로 적절한 톤을 지닌 몸은 그에 걸맞은 움직임을 드러낸다.

이를 확인할 수 있는 두 가지 인지운동awareness exercise이 있다. 먼저, 앉거나 선 자세에서 머리와 팔을 느슨하게 이완시킨 후 자신의 호흡을 감지해보라. 가능한 몸을 최대로 이완하고 호흡을 인지하라. 그런 다음 무언가를 깊게 생각하듯 머리를 고정시켜보라. 호흡이 방해받는다는 것을 느낄 수 있다. 여기서 머리를 조금 더 강하게 고정시키면 호흡은 더욱 얕아지며 힘들어진다. 다시 머리와 온 몸의 긴장을 풀고 호흡을 느껴보라. 훨씬 더 호흡하는 게 자연스러워질 것이다. 힘을 덜 들이고도 좀 더 온전한 형태의 호흡이 일어나는지 확인하라.

다음은 걸으면서 자신의 호흡을 인지하는 운동이다. 우선 머리와 어깨를 가능한 유연하고 나긋나긋하게 한 채 걸어보라. 몸을 축 늘어뜨리고 걸으면 느낌이 더 선명해질 것이다. 그런 다음 머리를 고정시킨 채 걸어보라. 무언가 깊은 생각을 하며 머리를 고정시키면 등 전체가 뻣뻣한 느낌이 든다. 걸을수록 뒤꿈치에 무게감이 커지는지 확인하라. 이렇게 스트레스를 받는 자세로 걸은 다음 머리를 편안하게 이완해보라. '예스' 또는 '노' 동작을 하듯 머리를 부드럽게 까딱거리며 걸어도 좋다. 등이 신장되면 훨씬 편한 느낌이 든다. 걸음도 부드럽다.

이 두 종류의 인지운동을 통해 몸의 일부분에 고정이 생기면 다른 부위에도 영향이 간다는 사실을 알 수 있다. 이 인지운동은 의도적으로 한 것이다. 하지만 대부분의 사람들은 몸에 무의식적이고 불수의적인 고정패턴이 존재한다. 고정이 단일 근육에서 발생하든 좀 더 넓은 범위에서 발생하든 몸 전체가 영향을 받는다. 테이블 측면을 한 번 쳐보라. 그러면 진동이 테이블 전체로 퍼져나간다. 마찬가지로 안 좋은 동작으로 생긴 진동도 살아있는 몸 전체로 퍼져나간다. 우리는 가끔 자신의 몸이 진동하는 유기체라는 사실을 잊고 산다. 진동하는 몸의 한 부위에 고정이 생기면 움직일 때 공명과 동시에 간섭 현상이 일어난다.

슬린키Slinky™라는 장난감이 있다. 이 장난감은 철로 만든 코일을 감아서 스프링처럼 만든 것이다. 이 슬린키의 작용을 알아보려면 계단에서 한쪽 끝을 아래로 당겨보면 된다. 먼저 철로 된 코일이 스프링처럼 감긴 슬린키 장난감을 계단 위에 놓고 한쪽 끝을 당겨보라, 그러면 원형 코일이 풀려나가며 하나씩 차례로 아래로 내려간다. 이러한 움직임은 몸 전체에서도 비슷하게 일어난다. 비록 인체는 철로 만들어지지 않았지만 결합조직의 탄성과 구조 때문에 슬린키 장난감과 비슷한 연속된 움직임이 생긴다.

이러한 종류의 움직임 상호성reciprocity of movement은 특히 척추에서 잘 드러난다. 척추 천층의 근육은 매우 길기 때문에 여기에 고정패턴이 생기면 등 전체에 영향이 간다. 좀 더 깊은 층에서 고정이 생기면 영향을 미치는 분절이 훨씬 적다. 보통 척추 한 마디에서 고정이 생기면 한 마디 이상 퍼져나간다. 이때 각 마디에 영향을 미치는 정도는 마디에 따라 다르다. 척추측만증처럼 척추 측면에 만곡이 생기면 등의 연부조직이 차례로 압박을 받으며 척추 다른 마디로 전해진다.

척추기립근 표층엔 요추–후면 막이라고 하는 두툼한 결합조직 층이 존재한다. 이 막은 천골과 미골 위쪽의 두툼한 패드와 합쳐진다. 천골의 막은 사선으로 엉덩이를 가로질러 장경인대까지 이어진다 **그림 21-1**. 따라서 엉덩이와 다리에 고정패턴이 생기면 등 전체와 머리까지 영향이 미친다. 반대로 등에 문제가 생겨도 엉덩이와 다리뿐만 아니라 머리까지 영향이 간다.

요추–후면 막은 광배근 연결성을 통해 어깨와 팔의 자유도에 상호 영향reciprocal effect을 미친다 **그림 21-2**. 승모근과 광배근이 교차하는 지점(후면 경첩부)은 흉추 6번에 8번 사이에 위치한다 **그림 21-3**. 테니스 엘보우와 같은 문제로 팔에 생긴 고정패턴과 통증으로 척추의 후면 경첩부에 제한이 생기는 것도 이런 구조적 요인 때문이다. 요약하자면 등을 덮고 있는 막은 몸의

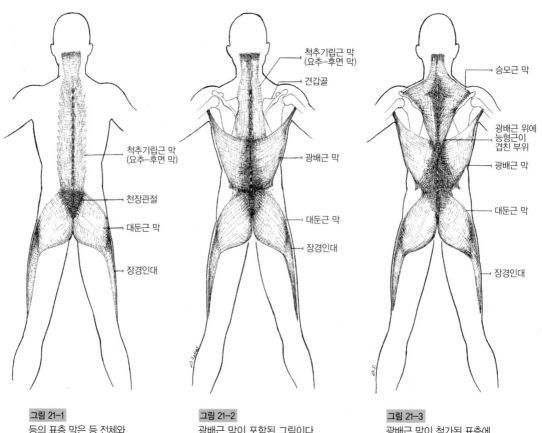

그림 21-1
등의 표층 막은 등 전체와 다리를 이어준다. 이 막은 천골에서 방향이 바뀐다.

그림 21-2
광배근 막이 포함된 그림이다. 등의 방향인력이 바뀌면 조금 더 넓은 범위에 영향이 미친다.

그림 21-3
광배근 막이 첨가된 표층에 승모근 막이 포함되어 다른 차원의 영향력이 퍼진다.

그림 21-1 레이블: 척추기립근 막 (요추–후면 막), 천장관절, 대둔근 막, 장경인대

그림 21-2 레이블: 척추기립근 막 (요추–후면 막), 견갑골, 광배근 막, 대둔근 막, 장경인대

그림 21-3 레이블: 승모근 막, 광배근 위에 능형근이 겹친 부위, 광배근 막, 대둔근 막, 장경인대

다른 모든 부위와 연결되는데, 이렇게 광범위한 막 연결성으로 인해 등의 문제가 전체 구조에 제한을 줄 수 있다. 오히려 이런 광범위한 연결성 때문에 몸에 외상이 가해졌을 때 단기적으로 충격이 분산되기도 하지만 결국엔 만성화된 고정패턴으로 발전하여 쉽게 이완하거나 내려놓을 수 없는 장애가 될 수도 있다.

척추 안쪽 심층에는 몸통을 굴곡시키는 근육들이 있다. 요추 주변엔 요근이 있어서 요추 전체에 부착되어 있고, 요근과 척추기립근 사이엔 요방형근이 있어서 12번 늑골(늑골 최하단에서 가장 짧고 자유로운 늑골)과 장골능 사이를 이어준다 그림 21-4 . 요방형근은 허리 부위에서 몸 안쪽과 바깥쪽을 이어준다. 이 세 근육, 즉 요근, 요방형근, 척추기립근의 막은 서로 이어져 있다 그림 21-5 . 그리고 옆으로 뻗어나가 몸 앞쪽에 있는 복사근, 복직근을 둘러싼 막과도 이어진다. 만일 이들 중 하나만 비틀려도, 어느 정도 편차는 있지만, 다른 모든 근육에 그 비틀림이 전달될 수밖에 없다.

요추에서의 움직임은 정확히 정면 또는 후면으로 바른 형태로 이루어지지는 않는다. 도로 위를 걷기, 벽에 기대기, 손발을 뻗기 등과 같은 운동은 요추 움직임과 관련을 맺고 있는데, 이렇게 허리 주변에서 일어나는 동작은 대부분 비트는 힘과 나선형 힘이 균형을 이루어야 가능하다. 허리에서 이들 힘이 적절한 조화를 이루어야 한다는 뜻이다.

대부분의 사람들은 몸통 중간 지점에서 미묘하게 한쪽 방향으로의 회전이 더 큰 체형을 하고 있다. 가만히 서있는 자세에서 살펴보면 한쪽 골반과 다리가 앞쪽으로 이동해 있고, 동시에 동측의 어깨와 팔은 반대로 회전되어 있다 그림 21-6 . 이를 습관적 회전(habitual rotation, 습관적 회전은 특정한 습관에 의해 회전이 일어난 현상이 아니다. 많은 사람들이 타고나기를 상체는 좌회전, 하체는 상체에 비해 상대적으로 우회전 패턴을 지닌다. - 옮긴이)이라고 한다. 습관적 회전패턴에서는 몸 아래쪽 절반이 한쪽 방향으로 회전한 반면 위쪽 절반은 이와 반대 방향으로

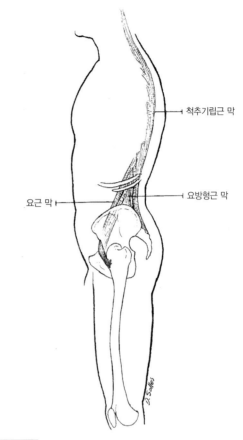

그림 21-4
요추의 심층 근육

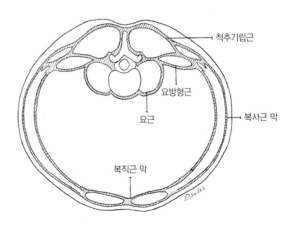

그림 21-5
요추에서 복부를 가로질러 자른 인체 단면. 근육과 척추를 둘러싸는 막의 연속성을 확인하라.

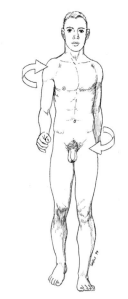

그림 21-6
몸의 습관적 회전패턴

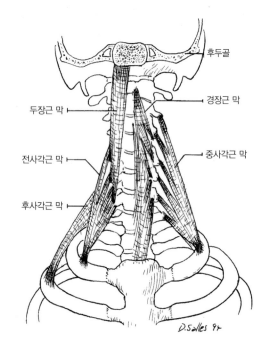

후두골

두장근 막

경장근 막

전사각근 막

중사각근 막

후사각근 막

D.Salles 9+

그림 21-7
목 양쪽 심층 근육을 확인하면 훨씬 명료하게 목 전체의 막 구조를
이해할 수 있다.

회전한 패턴을 하고 있다. 이렇게 타고난 회전패턴 때문에 서있을 때 약간 앞쪽으로 나가 있던 골반과 다리는 걸을 때 오히려 이동하는 거리가 짧고 나가는 방식도 훨씬 직선적이다. 반면 서있을 때 뒤쪽에 위치해 있던 반대편 골반과 다리는 걸을 때 좀 더 먼 거리를 이동하게 되어 더 많은 일을 하게 되며, 그 움직임은 사선에 가깝다. 이 둘의 차이는 겨우 0.5인치 또는 그 이하 정도인데 이런 습관적 회전패턴을 지닌 채로 몇 년을 생활하면 일을 많이 하는 쪽 허리 부위에 긴장과 스트레스가 쌓이게 된다. 결국 어느 한 부위 조직이 더 단축되면서 겉으로 보기에 한쪽 하지가 다른 쪽보다 조금 더 짧아진다. 이렇게 생긴 하지의 좌우 길이 차이가 비록 미세하더라도 몸 전체에 큰 영향을 미친다.

상체와 하체가 나선형으로 비틀리는 힘은 허리 부근에서 가장 크다. 따라서 허리 주위 조직은 긴장과 스트레스로 쉽게 짧아지거나 두툼해진다. 대부분의 사람들은 기능적인 허리선functional waistline을 갖고 있지 않다. 제대로 기능하는 허리가 있다는 것을 상상할 수 있는 사람도 그리 많지 않다. 허리가 뻣뻣하게 되면 단축되고 두툼한 조직을 지닌 허리선이 드러나는데 이런 비기능적 허리선을 지닌 사람에게서는 하부 늑골이 골반에 닿을 정도로 끌려 내려와 있다. 요추 안쪽과 바깥쪽에 있는 근육과 막들에 의해 늑골이 장골능 근처의 조직들까지 당겨져 있는 형국이 된다.

허리 회전력이 떨어지며 생기는 두툼하고 처진 허리선은 누가 봐도 명확하게 판별할 수 있다. 여자들은 피부 위에 옷이 몇 겹 걸쳐진 것처럼 드러나는 허리선을 마치 마법이 펼쳐진 것처럼 느끼기도 하지만 이내 무감각해진다. 남자들은 허리와 골반을 가슴과 허벅지를 이어주는 짧은 도로쯤으로 여기거나 자신의 몸 자체에 실망하기도 한다. 그럼에도 불구하고 많은 이들이 자신의 허리에 옷을 걸치듯 조직을 쌓게 만든 재단사(허리 근육에 긴장을 만든 원인 - 옮긴이)에 대해서 오히려 친근한 태도를 유지한다. 즉, 문제의 원인을 해결하기보다는 그 원인을 안고 살아가는 방식을 선호하는 것이다.

척추기립근은 위쪽으로 올라가 머리 뒤쪽의 두툼한 패드와 결합한다. 몸 뒤쪽에서 수직으로 길게 뻗어 나가는 척추기립근의 움직임은 이보다 표층에 위치한 승모근이 당기는 힘에 따라 변형된다. 목 앞쪽의 굴곡근은 목 뒤쪽의 신전근(척추기립근의 경추 영역)과 균형을 이룬다. 목 앞쪽 가장 깊은 층에는 두 쌍의 근육이 있는데 이들은 경추 횡돌기와 직접적으로 연결되어 있다. 이 중에서 위쪽에 있는 두장근longus capitis은 경추와 두개골 기저부를 이어주고, 아래쪽에 위치한 경장근longus colli은 경추 횡돌기와 흉추 상부 횡돌기를 이어준다. 두장근은 경추 위에서 머리를 굴곡 시키며, 경장근은 몸통 위에서 목을 굴곡 시킨다 그림 21-7 .

두장근과 경장근보다 얕은 층에는 사각근이 있다. 이 근육은 경추 횡돌기에 부착되어 늑골 1번과 2번 표면으로 이어지기 때문에 머리를 굴곡 시키고 목을 측면으로 돌리는 역할을 한다. 목 앞쪽 가장 얕은 층에는 흉쇄유돌근이 있다 그림 21-8 . 이 큰 근육은 목 위에서 머리를 움직일 뿐만 아니라 몸통 위에서 목을 움직이는데도 관여한다. 이 모든 근육을 둘러싸고 있는 막은 서로 이어져 있다. 목에 있는 막은 굴곡근과 신전근 사이뿐만 아니라 각 층들 사이에서도 유착될 수 있으며 그 결과 목과 머리의 움직임을 제한시킨다.

머리가 전방으로 심하게 이동하게 되면 근막도 정상 상태에서 벗어나게 된다. 이렇게 목 심층 막에서 문제가 생기면 머리의 모든 움직임이 흉쇄유돌근에 의해 통제된다. 그렇게 되면 척추기립근과 승모근이 앞으로 나간 머리 무게를 잡기 위해 과도하게 일을 하며 신전근 역할도 제한을 받아 앞쪽의 굴곡근과 균형을 이루지 못한다. 머리가 앞으로 더욱 많이 나가면 목 앞쪽의 두장근과 경장근도 굴곡근 기능을 제대로 못하게 된다. 결국 흉쇄유돌근이 목을 굴곡 시키고 신전 시키는 역할을 모두 하게 된다. 이렇게 안 좋은 상황이 되면 머리의 움직임이 엄청나게 제한된다.

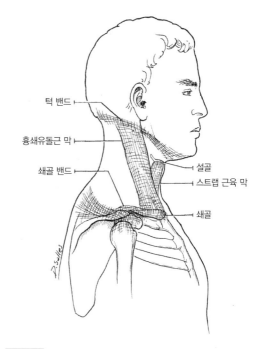

그림 21-8
목의 천층 막

가슴에서는 척추 앞쪽 근육들이 명확하게 드러나지 않는다. 아이다 롤프는 척추의 균형이 척추의 만곡을 안정화시키는 것에 달려있다고 확신했다. 요근은 요추 앞면을 안정화시키고, 두장근과 경장근은 함께 경추 앞면 만곡을 안정화시킨다. 아이다 롤프의 관점에 따르면 등 뒤쪽의 흉추 만곡은 주로 능형근에 의해 지지를 받는다. 이러한 관점은 일반적인 인체역학과는 몸의 균형, 움직임, 그리고 무게이동을 바라보는 면이 다르다.

척추의 만곡은 항상 변한다. 호흡을 포함해 척추에서 일어나는 모든 움직임은 만곡이 많은 곳에서 적은 곳으로 퍼져나갔다 되돌아온다. 이를 요동undulation이라고 한다. 척추의 모든 부위에 유연한 움직임이 발생하면 몸의 다른 부위도 적절히 배열될 준비를 갖춘다. 결과적으로 척추 요동이 바르게 일어나면 자세, 움직임의 타이밍, 그리고 몸 전체의 균형까지 좋아진다.

CHAPTER 22
관절

관절은 가장 복잡하면서도 흥미로운 구조물이다. 관절 주변의 결합조직은 종류마다 그 밀도가 다양하며 움직임에 영향을 미치면서 동시에 그 움직임을 결정한다. 일반적인 해부학 책에는 다양한 종류의 관절들 간의 차이점이 상술되어 있다. 하지만 우리가 관심을 가지는 분야는 이들 관절들 사이의 공통점이며, 결합조직 배드 내에서 관절이 하는 전반적인 기능을 분석하는 것이다. 전통적인 관절 설명을 따르면 각각의 관절은 각기 독립적인 기능을 한다. 이 책 전체를 통해 우리가 취하는 태도는 몸의 어떤 부위도 다른 부위와 상호작용하지 않고 움직일 수 없다는 것이다. 관절은 다음과 같은 요소로 이루어져 있다.

- 두 개 또는 그 이상의 뼈
- 상대적으로 탄성이 떨어지는 건과 인대
- 활액이 가득한 관절낭
- 상대적으로 탄성이 높은 근육과 결합조직

관절 심층엔 한쪽 뼈에 붙은 섬유성 관절낭과 골막을 통해 반대쪽 뼈의 골막이 이어져 있다. 관절낭 안쪽에는 활액이 있어 양쪽 뼈끝을 적시고 있다. 관절 활액은 모든 결합조직의 세포간질 구성 성분과 매우 비슷하다. 전통적으로 자유 운동 관절로 분류된 모든 관절엔 이러한 설명이 적용될 수 있다. 우리가 느끼기에 움직임이 적은 관절이나 움직이지 않는 관절에도 똑같은 설명을 적용할 수 있을 것 같다. 차이점이란 단지 관절낭 내부의 활액 비율밖에 없다. 정상적인 관절은 뼈와 뼈 사이를 말 그대로 띄워주는 역할을 한다. 그렇기 때문에 뼈 한쪽 끝이 반대편에 너무 가까워지면 일련의 자극이 뼈에 가해진다. 반대로 활액이 너무 많으면 관절 사이는 멀어진다. 따라서 관절 위쪽과 아래쪽에 있는 연부조직의 긴장을 이완시키면 관절은 정상 상태로 되돌아오게 될 것이다. 이러한 작업은 직접적인 접촉을 하지 않고도 간접적으로 가능한 일이다.

관절낭은 배아 상태에서 뼈 사이에 발생하는 방향 인력을 받아 만들어진 섬유로 구성되어 있다. 성숙한 관절낭에는 관절 사이에 가해지는 다양한 회전력을 수용하기 위한 스트레스 라인이 생긴다. 그 결과 관절 양끝의 뼈 주위엔 섬유가 촘촘하게 직조된다. 이 섬유는 뼈 사이의 공간을 감싸고, 그 공간엔 액체가 가득 채워진다. 이렇게 생긴 관절낭은 골막을 통해 이어진다 그림 22-1 .

결합조직은 관절을 감싸며 동시에 관절에 가해지는 스트레스를 견딜 수 있는 안정성을 확보하려 한다. 균형 잡힌 관절에선 움직임도 온전히 일어난다. 따라서 이런 관절에는 관절낭이 관절을 안정화시키는 힘도 충분할 뿐만 아니라, 해당 관절이 쓰이지 않을 때 쉽게 이완될 수 있을 정도의 유연성도 확보되어 있다. 반면 관절에 균형이 떨어지거나 단축된다

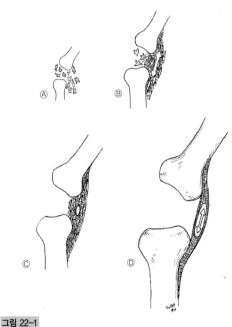

그림 22-1
관절낭의 성숙

면 조직이 과도하게 누적된다. 우리는 이를 밴디징 bandaging라 부른다. 붕대가 감긴 것처럼 관절 주변에 층층이 쌓인 조직은 관절 안정성을 확보하는 방법을 배우기 전까지는 쉽게 풀려나가지 않는다.

밴디징처럼 조직이 두꺼워지거나 단축되는 대표적인 사례가 무릎 관절에서 자주 일어난다. 무릎에 밴디징이 일어나 지속적인 굴곡 자세를 유지할 수밖에 없는 사람들이 많다. 굴곡 된 무릎은 잘 펴지지도 않는다. 또는 무릎 관절이 자물쇠 걸린 것처럼 과도하게 신전된 상태로 고정된 사람도 많다. 어떤 경우든 무릎에 고정패턴이 생겨 긴장이 누적되어 있다. 제대로 균형 잡힌 무릎은 가볍게 굴곡 되어 있으며 구조 자체에 유연성이 있다. 말 그대로 '잘 나가는' 무릎 관절이라고 할 수 있다.

관절 주변 조직이 두꺼워져 붕대를 감은 것처럼 되어 있다는 것은 해당 관절이 미성숙했다는 증거이다 (미성숙immaturity이라는 단어를 여기서는 '잘 자라지 않았다'는 의미보다는 '제 기능을 하지 못 한다'는 의미로 새기는 것이 옳다. – 옮긴이). 관절 미성숙의 원인으로는 외상, 발달 부족, 또는 부정적 감정의 영향 등이 있을 수 있다. 몸뿐만 아니라 관절에서도 물리적인 충격은 항상 결합조직 구조의 단축으로 이어진다. 긴장이 쌓여 뻣뻣해진 관절을 움직이면 결국 주변 조직 자극으로 이어지며 만성 관절통으로 발전하게 된다.

관절이 미성숙 상태가 되면 움직임 또한 부드럽지 못하고 가동범위도 줄어들게 된다. 특정 관절이 미성숙 상태에 있다고 해서 항상 몸 전체가 문제 상황에 빠지는 것은 아니다. 가슴의 구조와 기능은 완벽히 갖추고 있지만 골반과 다리는 매우 발달이 부족한 사람이 있다. 이러한 신체 패턴은 남성에게서 자주 보인다. 반면 가슴은 아이처럼 빈약한데도 엉덩이는 관능적으로 발달된 여성도 자주 볼 수 있다.

우리는 이러한 신체 패턴을 남자와 여자 모두 하나의 전형적인 상징으로 여기는 사회에 살고 있다. 가슴 발달이 부족한 남자들은 근육 훈련을 통해 상체를 우람하게 만들어 다른 이에게 과시하려 한다. 남자의 성숙함을 외적으로 보이는 가슴 근육에서 찾으려 하는 경향이 최근의 트렌드라고도 할 수 있다. 하지만 이렇게 근육 섬유가 많이 발달된 가슴으로는 흉곽과 어깨를 온전히 확장하기 어려울 뿐만 아니라 그렇게 발달시킨 가슴이 성숙한 구조의 상징이라고 보기도 어렵다. 과도한 수축 운동으로 구조가 협착되고 그로 인해 단순히 두툼한 조직이 패드처럼 쌓인 것일 수도 있다. 이때 생긴 패드는 매우 질기고 때로는 뼈처럼 단단할 수도 있다. 이런 조직은 탄성도 부족하며 진정한 의미의 유연성도 부족하다.

아이다 롤프 박사는 몸의 뼈가 결합조직 배드 사이에서 공간을 제공해주는 역할을 한다고 생각했다. 뼈는 '부드러운 연부조직 요소' 안에 있는 '단단한 연부조직 요소'이다. 따라서 하나의 뼈는 다른 뼈에 비해 떠 있다. 넓게 보면 골격계 전체가 유동적인 결합조직 배드 안에 떠 있다. 관절은 이러한 구조 안에서 좀 더 조직화된 영역이며 움직임이 표현되는 구조물이다.

몸을 소파에 비유해 설명해보기로 하자. 소파는 목재로 된 널빤지, 밑에서 받쳐주는 다리, 그리고 겉에서 이를 덮어주는 천으로 구성되어 있다. 소파 표면을 덮고 있는 천 아래에는 속을 채우는 안감이 있어 전체적인 구조를 일차적으로 지지해준다. 여기에 나무로 된 널빤지와 다리가 안정성을 유지해준다. 이러한 구조적 안정성 때문에 시간이 흘러도 소파의 전체 구조가 유지된다. 마찬가지로 인체에서 골격계라는 것은 나이가 들어가면서 과도하게 사용하거나 사용하지 않는 연부조직이 붕괴되지 않도록 지지해주는 요소로 바라볼 수도 있다.

발과 발목에는 발달되지 못한 구조물이 자주 보인다. 특히 막 태어난 아이의 발은 아직 걷기에 적합한 기능을 갖추지 못하고 있다. 아이의 뒤꿈치(종골)를 보면 위쪽의 발목 관절 안으로 끌려들어간 모양을 하고 있으며 단지 종아리가 수직으로 더 뻗어나간 것처럼 보인다. 이런 발과 다리는 발레를 하는 사람들이 꿈꾸는 구조라고 할 수도 있겠지만 부자연스러운 보행을 일으키는 원인이기도 하다. 아이가 두 발로 서서 걸을 수 있게 되면서 발의 구조엔 변화가 일어난다. 뒤꿈치가 아래쪽으로 내려와 뒤로 빠져나오면서 보행에 안정성을 부여하는 것이다. 이와 함께 발바닥엔 아치도 생겨난다.

발목 움직임에는 굴곡과 미끄러짐sliding 모두 포함된다. 발뒤꿈치가 발목 관절 안쪽에 쐐기처럼 박혀있는 사람들이 많다. 이들의 발목에서는 미끄러지는 움직임이 잘 일어나지 않는다. 이런 발목을 갖고 있다면 발 앞쪽을 위쪽과 아래쪽으로 굽히는 굴곡 동작도 제한된다. 발목 관절에서 굴곡과 미끄러짐이 잘 일어나지 않으면 정강이 부위에 있는 근육에 과도한 스트레스가 가해진다. 발목의 굴곡 동작은 뒤꿈치에서 일어나는 미끄러짐과 서로 상호 균형을 이루어야 이상적이다. 또 계단을 내려오며 몸무게가 이동할 때 발바닥이 평평해졌다 다시 원래의 아치를 되찾는 스프링 같은 움직임이 일어나야 한다. 하지만 뒤꿈치가 발목 관절에 쐐기처럼 박혀 미성숙한 상태라면 이러한 움직임이 제대로 이루어지지 않는다.

발목 관절이 미성숙 하다는 것이 한 개인의 몸 전체가 미성숙 하다는 뜻은 아니다. 하지만 발목 문제가 생기면 항상 뭔가 지지력이 부족하다는 느낌을 받게 된다. 발에서 아픔을 느낄 수 있다고 해서 몸 어디에서도 좋은 느낌을 받지 못하게 된다는 말은 아니다. 발목 관절에 문제가 있다면 뭔가 놀랍고 좋은 느낌을 경험하는 중에도 발목에서 전해지는 불편함을 동시에 인지하게 된다.

다른 이의 체형을 보면 전체적으로 그들이 자신의 결합조직을 어떻게 활용하고 있는지 이해할 수 있다. 오즈의 마법사에 나오는 양철 나무꾼은 결합조직을 중심으로 보는 체형에 대해 이야기할 때 우리가 가장 선호하는 이야깃거리이다. 양철 나무꾼은 주변에서 자주 볼 수 있는 일반적인 체형 중 하나를 가리킨다. 바로 몸 바깥쪽이 매우 딱딱해서 관절에 녹슨 느낌을 받고 있는 사람을 생각하면 된다. 이런 체형을 지

닌 사람은 항상 관절에 기름을 넣어야 한다. 이들은 자신의 심층 구조에 대한 자신감이 결여되어 있으며, 표층의 딱딱한 조직으로 몸을 지지하게 된다.

또 다른 극단적인 예가 바로 허수아비다. 오즈의 마법사에 나오는 허수아비는 표면이 부드럽고 유연하여 마치 구조가 없는 것처럼 보인다. 아이다 롤프는 이런 몸을 소프트바디soft body라고 명명했다. 소프트바디를 지닌 사람은 극단적으로 유연한 몸을 지니고 있다. 하지만 좀 더 심층 구조에는 과도한 긴장을 지닌 얇은 코어가 존재한다. 이런 체형은 얇은 막대기에 의해 똑바로 서있는 허수아비와 닮았다. 살아있는 사람이 허수아비와 같은 몸을 하고 있다면 마치 강철처럼 딱딱한 심층부가 말랑말랑한 구조를 지지하고 있는 형국이다. 우리가 볼 때 양철 나무꾼 체형이든 아니면 허수아비 체형이든 모두 다 뼈, 건, 그리고 근육들 사이 또는 그들을 둘러싸고 있는 연부조직에서부터 그러한 딱딱함이 비롯된 것 같다.

우리는 양철 나무꾼이나 허수아비 체형처럼 몸에 대한 정적인 이미지 대신 동적인 이미지를 제공하고 싶다. 몸은 조금도 가만히 있지 않는다. 조용히 침묵하고 있을 때조차도 미세한 호흡 운동이 일어나고 있으며 이때의 파동은 뒤꿈치에서 머리뼈까지 전달되고 있다. 의식적으로 인지할 수 있는 층보다 아래에 있는 무의식적인 층에서조차 인체 조직은 자신의 톤을 유지하며 움직일 준비를 갖춘 채 끊임없이 진동하고 있다.

우리가 볼 때 몸은 시동을 끄지 않은 자동차에 비유할 수 있다. 시동을 끄지 않은 자동차는 정지해 있을 때에도 엔진이 돌아가고 있다. 만일 여기서 자동차를 움직이게 하려면 단지 기어를 바꾸기만 하면 된다. 인체도 마찬가지다. 사람들은 보통 몸을 움직인다는 것을 완벽히 정지된 상태에서 동작 상태로 바꾸는 것이라고 여긴다. 우리는 몸이 끊임없이 움직이면서 진동하고 있다는 사실을 인지할 수 있다. 특정한 자세를 취하고 동작을 하는 것이 단지 기어를 바꾸는 것이라는 것도 인지할 수 있다. 인체가 움직이는 것

은 정지 상태에서 동작 상태로 바뀌는 것이 아니다. 이미 움직이고 있는 상태에서 그 움직임의 강도와 방향이 바뀌는 것뿐이다.

우리가 몸의 움직임을 바라보는 관점은 다음과 같은 오래된 노래 가사에 잘 표현되어 있다.

"구멍 뚫린 양말 신은 인형과 춤을 추고 싶어요. 인형은 계속 무릎을 굽혔다 펴고, 발가락도 계속 굽혔다 펴네요."

PART 5

바디워크 적용 과정

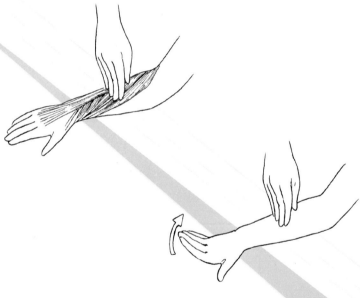

CHAPTER 23
결합조직 개념에 기반을 둔 바디워크

결합조직을 중심으로 인체를 바라보는 관점이 명료해질수록 우린 이 개념을 바디워크 분야의 다양한 기법들에 적용할 수 있다는 사실을 깨닫게 되었다. 물론 모든 바디워크 기법들에 정형화된 '레시피'를 제공하는 것은 불가능하다. 이 장에서는 결합조직에 접근하는 열린 사고법을 다루도록 하겠다. 정해진 공식이 아니라 상황에 따라 바디워커들 스스로 적절한 전략을 짤 수 있는 힘을 기르는 게 가장 이상적이다.

이 장은 다음과 같은 몇 개의 편으로 나뉘며 이해를 돕기 위해 특수한 사례를 첨가했다.

1. 평가
2. 첫 번째 중재
3. 더 깊게 들어가기
4. 접촉하는 법
5. 유지하는 법

1) 평가_사례: 무릎 통증

촉진을 해보거나 움직임을 관찰하면 시각적 평가를 할 수 있다. 하지만 지나친 평가보다는 어디서부터 시작해야 할지 아는 것이 우선이다. 시각적 평가 visual evaluation에는 외형, 균형, 그리고 비율을 관찰하는 것이 포함된다. 무릎 통증의 예를 들면, 우선 양쪽의 무릎을 앞, 뒤, 좌우에서 그 외형을 보고, 균형 상태와 비율을 관찰하는 게 먼저다. 무릎이 신전된 상태에서 아래쪽으로는 발까지 그리고 위쪽으로는 최소한 골반까지는 관찰해야 한다. 평가를 할 때 해부학적인 면을 고려하는 것이 좋다. 무릎 관절은 대퇴골과 경골 이렇게 두 개의 뼈로 이루어져 있는데 주변에 슬개골과 비골이 있다. 중력과 몸무게를 고려한 분석도 유용하다. 무릎은 몸통/골반과 지면을 이어주

는 교량 역할을 하며, 골반과 발목은 무릎이 상하로 확장된 구조로 생각해볼 수 있다.

시각적 평가는 전문가들의 기본 소양이다. 초기 평가는 이러한 요소들에 고객들의 보고가 첨가된다. 고객들이 하는 말에 귀를 기울이고 올바른 질문을 던지는 것이 정말 중요하다. 다음과 같은 질문을 통해 고객의 상태를 파악할 수 있다.

"어디가 아픈지 손가락 하나로 가리켜 보세요. 통증이 퍼져나가나요? 그 통증이 몸의 다른 부위와 연관되어 있나요? 통증이 생긴 이유는 뭔가요? 언제 가장 통증이 강하게 느껴지나요? 어떻게 하면 통증이 감소하나요? 몸에 상처가 있나요? 반복적으로 다친 경험이 있나요? 통증이 지속적인가요 아니면 간헐적인가요?"

첫 번째 바디워크 세션 또는 중재(intervention, 바디워크 분야에서 중재는 세션이나 레슨을 한다는 의미이다. 이러한 세션과 레슨은 직접적일 수도 있고 간접적일 수도 있다. – 옮긴이)를 할 때 아마도 가장 중요한 질문은, "지금 당장 느껴지는 통증은 어떠한가요?"이다. 이 질문을 통해 언제 어떻게 문제에 접근할 수 있을지 판별할 수 있다. 언제 세션을 해야 할지 결정하는 것, 그리고 세션을 하는데 있어 급성 통증이 문제를 일으키지 않는 시기를 판단하는 것은 매우 중요한 일이다. 통증이 세션을 시작하는데 큰 문제가 되지 않는다면 직접적으로 통증이 일어난 부위에 세션을 할 수도 있다. 이에 관해서는 '첫 번째 중재' 편을 참조하라.

무릎 통증은 종종 무릎을 움직일 때 발생한다. 따라서 움직임을 주의 깊게 관찰하는 것은 평가에 있어서 빼놓을 수 없는 항목이다. "어떤 동작을 편안하게 할 수 있는가?" 또는 "어떤 동작이 무릎 통증을 유발

시키는가?"와 같은 질문을 계속 던지면서 유심히 고객을 관찰해야 한다. 고객은 감당하기 어려울 정도로 급성 통증이 일어나는 것을 염려하고 두려워한다. 조직에서 실제로 일어나는 문제를 명확히 파악할 수 있다면 고객들이 겪는 이러한 두려움을 감소시킬 수 있다. 현재 일어나고 있는 통증이 곧 무릎이 손상당했다는 증거가 아니라는 점을 이해시키면 고객은 안심한다. 검사를 할 때 부드럽고 천천히 하면 문제를 가중시키지 않는다. 이 단계에서의 목표는 아픈 무릎을 지닌 채 할 수 있는 동작은 어떤 것이 있으며 언제, 어디에서 통증이 일어나는지 찾아내는 것이다.

해부학적인 지식이 풍부하다면 문제를 명료하게 하는 데 큰 도움이 된다. 실제로는 긴장과 통증 문제가 결합조직 전체 망과 연관되어 일어나지만 단일 근육 이름으로 문제가 되는 부위를 명명하는 게 도움이 된다 그림 23-1.

경골은 뒤쪽에서는 햄스트링 근육에, 앞쪽에서는 대퇴사두근에 매달려 있다. 내측과 외측에는 내전근 군과 장경인대가 서로 길항하고 있다. 경골과 비골 사이는 무릎 뒤쪽의 슬와근popliteus에 의해 고정될 수 있다. 이 작은 근육이 두 뼈 사이의 골간막을 통제하기 때문이다. 경골이 회전하면 발목에 영향을 미친

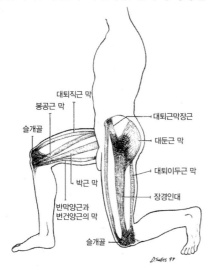

그림 23-1
허벅지 표층 근육

대퇴직근 막
봉공근 막
슬개골
슬개골
박근 막
반막양근과
반건양근의 막
대퇴근막장근
대둔근 막
대퇴이두근 막
장경인대
슬개골

다. 아킬레스건의 긴장 정도는 경골과 종골 사이에 일어나는 회전이 어느 정도인지 드러내는 지표이다.

평가는 움직임을 관찰하는 것에서부터 시작해 접촉 검사로 이어진다. 우리는 고객의 특정 몸 부위를 움직이게 하면서 접촉 검사를 시작한다. 접촉 검사를 언제 끝내고 언제 치료를 위한 접촉을 시작할지 명확히 예측하는 것은 거의 불가능하다. 만일 통증이 급성이라면 해당 통증 부위에 직접적인 터치워크를 하는 것은 위험할 수 있다. 통증 부위 위쪽과 아래쪽을 조심스럽게 다루며 통증이 일어나는 부위에 접근하는 것이 낫다. 이때 해부학적 지식과 주의 깊은 평가를 통해 어디에서 접근할지 판단할 수 있다. 때로는 통증 부위에서 멀리 떨어진 곳에서부터 시작하는 것도 도움이 된다. 연관통 부위나 기능장애가 생길 수 있는 부위가 그곳이다. 이에 관해서는 '유지하는 법' 편에서 확인할 수 있다. '첫 번째 중재' 편을 시작하기 전에 급성 무릎 통증을 치료하는 방법에 대해 몇 가지 해둘 말이 있다. 우선 무릎 통증이 있는 사람은 무릎을 둘러싸고 있는 표층 막에서부터 부드럽게 접근하는 게 좋다. 무릎에 과도한 굴곡과 신전이 일어나지 않도록 통제한 상태에서 무릎 조직에 접근하라. 이렇게 하면 고객들이 자신의 무릎 움직임이 통제되어 있다는 생각에 편안함을 느끼게 된다.

무릎에서 급성 통증이 간헐적으로 일어나는 것은 반달 연골이 찢긴 경우일 수 있다는 사실을 기억하라. 반달 연골이 찢겼다고 해서 수기요법을 해서는 안 된다는 것은 아니다. 조심스럽게 관절에 접근하면 된다. 물론 반달 연골이 찢긴 문제는 궁극적으로 수술이 필요할 수 있다. 십자 인대 중 하나가 손상된 사람은 숙련된 전문가가 아니라면 수기요법을 해서는 안 된다. 무릎이 전후 방향에서 과도한 움직임을 보이는 게 촉진된다면 십자 인대 손상을 의심해볼 수 있다. 골절을 당한 경우도 숙련된 전문가가 아니라면 바디워크 기법을 함부로 적용해서는 안 된다. 하지만 고객이 목발 없이 센터에 찾아올 수 있을 정도라면 이 두 경우가 아니라고 봐도 무방하다.

2) 첫 번째 중재_사례: 만성 목 통증

어떤 전문가들은 시각적 평가를 잘 하고 또 어떤 이들은 접촉 검사를 잘한다. 그런데 바디워크 전문가의 숙련도가 높아질수록 이러한 평가와 검사를 많이 하지 않는다는 점은 매우 특이하다. 사실 바디워크 전문가는 수기요법을 하는 중에 계속적으로 평가를 한다. 평가란 끝이 아니라 지속적인 과정이기 때문이다.

접촉 기법을 적용할 때 조직의 가장 천층에서 시작하는 것이 중요하다. 천층의 문제가 해결되면 처음엔 드러나지 않았던 심층의 문제가 드러나게 된다. 고객들은 자신의 통증 속성과 위치가 변했다는 말을 종종 한다. 때론 처음의 통증이 더 강해졌다는 표현도 한다. 하지만 이런 현상은 바디워크 과정에서 자주 일어나는 정상적인 현상이다. 접촉 치료를 시작한지 얼마 안 된 사람은 고객들의 반응에 혼돈스러울 때가 있다. 지나치게 조직 깊숙이 자극을 가하거나, 지나치게 빠르게 수기요법을 시행하면 항상 불필요한 문제가 일어나거나 과한 통증이 발생할 수 있으니 주의하라.

표층에서부터 바디워크를 한다는 것은 어떤 의미인가? 어떻게 그런 작업을 하는가? 이를 달성하는 가장 중요한 기법이 바로 조직에 접촉해 들어갈 때 각도를 유지하는 것이다. 직각으로 접근하면서 터치 하게 되면 조직이 피할 곳도, 움직일 공간도 없어진다. 다시 말해 조직이 덫에 걸린 것처럼 되어 타박상 비슷한 증상이 생기기도 한다. 하지만 조직과 손 사이에 일정 각도를 유지한 채 터치워크를 하면 원하는 지점으로 이동하기가 쉽다. 다시 한 번 말하자면 바디워크 기법을 적용하는 데 있어 해부학적 지식은 필수불가결한 요소이다.

목과 어깨에서 가장 표층에 위치하는 근육은 승모근이다. 승모근은 후두골에서 경추와 상부 흉추쪽으로 펼쳐지듯 내려오는데 견갑골을 지나 견봉과 쇄골까지 닿는다. 흉쇄유돌근도 몸 앞쪽 표층에 위치하는데 유양돌기에서 흉골과 쇄골 사이를 밧줄처럼 이어준다. 뒤쪽 심층엔 견갑거근이 있어 견갑골과 경추를 연결하고 있다. 몸 앞쪽에서도 견갑거근과 비슷한 깊이에서 사각근이 경추와 상부 늑골을 연결하고 있다 그림 23-2.

목 주위의 근육은 구획 분할이 되어있지만 만성 목 통증이 일어나는 양상을 보면 막으로 서로 연결되어 있음을 명확히 알 수 있다. 근육은 케이크처럼 반듯하게 층을 이루고 있지 않으며 그물망처럼 서로 얽혀 있다. 따라서 해부학적 지식이 충분하다면 조직들 간의 '층'과 막 섬유의 방향에 대해 이해하는 폭이 넓어질 것이다. 터치워크를 하다보면 손 밑에서 감지되는 섬유의 방향을 통해 어떤 층에 접촉하는지 알게 된

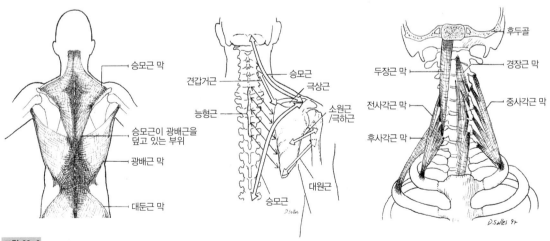

그림 23-2
목과 등에 있는 막의 긴장

다. 하지만 몸의 가장 표층에서는 조직의 방향이 명료하게 드러나지 않기 때문에 그러한 방향성을 감지하기까지는 시간이 필요하다.

"한 방향으로 나아갔을 때 조직이 움직이지 않으면 다른 방향을 시도해보라." 아이다 롤프가 한 말이다. 우리들도 이 법칙을 수 년 간 그대로 따르고 있다. 막 섬유가 근 섬유의 방향을 그대로 따르지 않을 수도 있다는 사실도 알고 있었으면 한다. 막 섬유는 거기에 가해진 방향인력에 따라 배열된다. 반면 근 섬유는 주로 한 방향으로 배열되어 있다. 물론 여러 방향으로 뻗어나가는 근 섬유도 있다. 예를 들어 승모근의 표층 막은 다양한 방향으로 다양한 층을 이루며 뻗어나간다. 이들 각각의 층을 모두 다 바르게 할 필요도 없고, 그렇게 할 수도 없다. 한 방향에서 질서를 만들면 섬유의 위쪽과 아래쪽에서도 구조화가 일어나는 경향이 있기 때문이다. 터치워크 방향은 관절 쪽으로 가까워지면서, 또는 관절에서 멀어지면서 하는 방식 모두를 취할 수 있다. 근육 면을 따라서 또는 근 섬유를 따라서 해도 괜찮다. 접촉을 조심성을 갖고 섬세하게 하다보면 무엇을 해야 할지 손이 알려준다. 바디워크 훈련을 하는 과정에서 손 아래에서 느껴야 하는 것은 바로 조직의 탄력elasticity이다.

목과 어깨의 연결부는 인체에서 가장 복잡한 구조 중 하나이다. 어깨에서 목으로 넘어가는 조직을 마치 비닐 주머니 위쪽을 묶어놓은 것으로 상상하면 좋다. 이러한 이미지대로라면 목 한 부위에서 비틀림이 생긴다면 연결된 조직을 타고 아래쪽으로 힘이 전달되게 될 것이다. 그러므로 목의 천층 조직을 이완시키면 아래쪽의 긴장도 이완되기 시작한다. 뼈가 제 위치를 잃게 되면 근육은 움직임을 일으키는 평면이 달라진다. 이러한 현상은 시간을 두고 차근차근 일어난다. 바디워크 세션 중에 다양한 현상이 발생한다. 처음의 변화는 미묘하지만 이러한 변화가 누적되면 눈에 띄게 명확한 결과로 이어진다.

세션을 하다 특정 지점에 이르러 더욱 깊게 들어가는 것은 자연스러운 과정이다. 따라서 언제 어느 정도 깊이로 들어갈지 결정을 내려야 한다. 다음 단계로 넘어가는 명확한 지표도 확인 가능하다. 특정한 근육과 관련된 긴장이 명료하게 드러나는 게 그 지표이다. 근육에 경련이 일어나면 가벼운 접촉만으로도 과도한 통증이 유발되곤 한다. 따라서 해당 근육보다는 주변이나 멀리 떨어진 곳의 조직을 먼저 이완하는 작업이 필요하다. 예를 들어 목에 통증이 강한 경우 목보다는 회전근개, 어깨 관절, 팔꿈치 관절 바로 위 척골 후면을 이완시키면 목의 통증을 감소시키는 데 도움이 된다. 후두하부를 이완시키는 것도 목의 통증을 완화시킬 수 있다.

가장 깊은 곳의 조직에 접근하려면 시간이 필요하다. 우리는 일주일에 한 번 세션을 하는 방식으로 총 3~4회 정도 세션을 하면서 차근차근 심부층에 접근해 들어간다. 그리고 환자들이 호소하는 통증 반응과 전문가의 손 밑에서 일어나는 조직 저항감을 통해 세션의 전체적인 진행 속도를 결정한다. 통증과 저항이 있는 조직에 강압적인 힘을 가하며 세션을 하는 것은 언제나 금기사항이다. 세션 속도와 정도를 레시피 형태로 명확히 제공하는 것은 불가능한 일이다. 얼마나 깊은 조직 층까지 들어갈지, 얼마나 깊은 곳에 초점을 맞출지, 그리고 해당 수기요법을 통해 어느 정도의 결과를 바랄 수 있는지. 이 모든 것들은 바디워커의 의도intension에 따라 결정된다. 물론 이 '의도'라는 말도 그다지 신빙성 있는 단어는 아니다. 의도라는 것이 있는지조차 사실은 믿기 어렵다.

우리는 지금까지 바디워크 과정 중 전문가의 손 아래에서 일어나는 일들을 언어로 명료하게 표현해보려고 애를 썼다. 하지만 전문가의 지식과 경험이 복합적으로 어우러진 의도라는 것을 언어로 표현하는 것은 거의 불가능에 가깝다는 것도 알았다. 그렇지만 세션 과정에 의도가 아주 없는 것도 아니다. 이러한 개념은 다른 바디워커를 관찰해보면 잘 알 수 있다. 세션 진행이 정체되었을 때는 의도라는 개념에 대해 고민해보는 게 도움이 된다. 세션을 하는 의도와 목적을 변화시키려 하면 정체되었던 흐름을 회복시키는 데 도움이 되기 때문이다.

민감하고 간질거리는 느낌이 나는 부위를 다룰 때는 어떻게 해야 하는가? 우리는 간질거리는 느낌이 나는 조직 심층엔 대부분 지나친 긴장이 자리하고 있는 것을 발견했다. 이렇게 민감하고 간질거리는 부위는 '손도 대지마' 하는 말이 나올 정도로 접촉을 꺼리는 부위이기도 하지만 달리 보면 바디워크 세션이 꼭 필요한 부위이기도 하다. 민감한 부위는 단지 가벼운 접촉 요법만으로는 큰 도움이 되지 않을 때가 많다. 이런 경우 주변 조직을 이완시키고 들어가는 게 낫다. 신경 속성을 이용해 접근하는 것도 좋다. 예를 들어 가벼운 접촉과 깊은 접촉을 할 때 매개되는 신경 말단의 종류가 서로 다르다. 그렇기 때문에 한 손은 민감한 부위 위를 견고하게 손 전체로 감싸고 다른 손으로는 덮고 있는 손 밑의 심층에 작업을 하는 방식도 가능하다.

조직 깊은 층에서 하는 세션은 종종 불편한 느낌을 불러일으킨다. 하지만 어떤 고객들은 이러한 불편한 느낌을 조직의 이완으로 받아들이기도 한다. 그들이 하는 표현 중 '기분 좋은 통증'이란 게 있다. 이 기분 좋은 통증은 적어도 두 가지 요소로 구성되어 있다. 먼저 조직이 이완되면 보통 따뜻하거나, 뜨겁거나, 때로는 작열감까지 느껴지곤 하는데, 이러한 느낌은 오랫동안 움직이지 않았던 부위에 움직임이 일어날 때 발생한다. 결합조직이 늘어날 때 이러한 특징적 증상들이 나타난다. 또 다른 요소는 바로 조직 통증이다. 놀람반사가 생기면 몸이 수축하는데, 마찬가지로 조직 깊은 곳이 세션을 통해 이완될 때 반사적 수축을 통한 통증을 유발시키기도 한다. 이러한 놀람반사는 육체적인 것보다는 정신적인 요소와 밀접한 관련을 맺고 있다.

세션을 할 때 조직이 이완되면서 따뜻하거나 뜨거운 느낌이 들거나 통증이 나타나는 현상은 자주 볼 수 있다. 하지만 이들 중 어느 하나가 조금 더 우세하게 나타난다. 어떤 증상이 느껴지든 고객이 자신의 호흡을 고정시키지 않도록 해주어야 한다. 길고 느리게 숨을 내쉬면 조직에 생긴 통증과 열감을 풀어내고 긴장을 이완시키는 데 도움이 된다. 조직이 풀어지면

스트레칭 되는 부위에 의식을 집중하거나 손가락 끝을 꿈틀거리는 것처럼 몸을 가볍게 움직이는 것도 좋다. 수기요법의 효과에 대한 이론적인 설명은 충분히 많이 나와 있기 때문에 여기서는 단지 이들 접촉 기법들이 매우 효과적이라는 것만 언급하기로 하겠다.

목 통증 치료를 끝내기 위해서는 견갑거근과 경추에서 가장 가까운 층에 있는 근육 긴장을 해결해야 한다. 후두골과 경추 1번을 이어주는 작은 근육들은 손으로 촉진하기 어렵지만 목 통증을 일으키는 요인이 될 수 있으니 이러한 근육의 긴장도 이완시키는 게 좋다. 여기에 두 가지 움직임 기법이 가미되면 도움이 된다. 하나는 턱을 끄덕이듯 빠르게 당기는 방법이며, 다른 하나는 머리를 회전시키는 방법이다. 턱을 빠르게 당기면 후두하부가 열린다. 머리의 회전은 귀 아래의 하악각에서부터 시작되는데 이때의 움직임은 환추와 축추 사이에 미세한 움직임을 촉발시킬 수 있다.

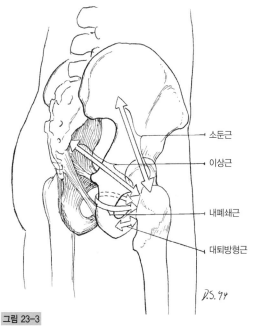

소둔근

이상근

내폐쇄근

대퇴방형근

그림 23-3
고관절 회전근

3) 더 깊게 들어가기_사례: 만성 좌골신경통

몸의 심층에 대한 해부학적 지식은 정확한 세션을 할 때 매우 중요한 요소이다. 좌골신경통은 좌골신경의 긴장 때문에 발생한다. 좌골신경은 천장관절 중간쯤에 위치해 있으며, 이 좌골신경이 나오는 부근에서 자주 긴장된다. 좌골신경통은 방사통 중에서 가장 자주 일어나는 통증이다. 이 통증은 허벅지, 다리, 또는 발까지 이어지며 통증 양상은 신경이 압박된 부위에 따라 달라진다. 반면 이상근 통증은 엉덩이 부근에 집중되어 있으며 방사되지 않는다. 이상근 통증이 있는 쪽 무릎을 굽힌 채로 반대쪽으로 돌리면 이상근 통증이 유도된다. 이상근에 문제가 생겨 통증으로 발전하면 보통 대둔근을 가로질러 단단한 띠taut band가 만져진다. 이상근은 천골 하단 안쪽에서 기시해 대퇴골 대전자로 이어진다.

이상근과 좌골신경은 다양한 형태로 관계를 맺고 있다. 따라서 이상근의 긴장은 좌골신경통으로 이어질 수 있다. 좌골신경은 주변 뼈보다는 천장관절 주변의 인대에 의해 눌리는 경우도 있다. 따라서 고관절 주변의 조직들이 이완하게 되면 좌골신경통이 일어나는 부위와 방사통의 양상도 달라진다. 이는 세션이 효과적이라는 증거이다.

고관절 외회전근들은 장골, 좌골, 또는 천골에 부착된다. 이들이 비록 작고 엉덩이 깊은 곳에 위치해 있지만 긴장이나 경련이 생기면 골반의 기본적인 구조에 강력한 영향력을 미친다. 고관절 외회전근은 좌골신경통을 일으키는 주된 요인이기도 하다. 대전자 뒤쪽 공간이 협착되거나 다리가 외회전되면 이들 근육은 바로 영향을 받는다 그림 23-3 .

좌골결절은 골반 가장 아래쪽에서 튀어나온 뼈이며 여기엔 햄스트링 근육의 건이 부착된다. 햄스트링이 뻣뻣해지면서 좌골을 아래쪽으로 당기게 되면 골반에 어떤 움직임이 생겨도 천골에는 과부하가 가해진다. 따라서 좌골신경통 해소를 위해서는 햄스트링의 이완도 반드시 필요하다.

어디에서부터 세션을 시작할지 어떻게 알 수 있을까? 우선 걷기, 앉기, 서기 등과 같은 정상적인 움직임을 관찰해보는 것이 도움이 될 수 있다. 아이다 롤프는, "해당 부위를 정상으로 만들고 움직이게 하라"는 원칙을 제시했다. 이상적인 기준 자세에서 관절을 움직여보았을 때 균형 잡힌 움직임이 나타나는지 검사해 보기를 바란다. 검사를 용이하게 하기 위해 서기 과정을 기술하면 다음과 같다. 먼저 발을 모으고 바로 선다. 이때 발목(내측 복숭아뼈)은 서로 닿을 정도가 되고 뒤꿈치는 약 1인치 정도 떨어지게 한다. 이 자세에서 무릎을 약간 굽히면 천골과 서혜부 긴장이 드러난다. 무릎을 굽힌 자세에서 무릎이 두 번째 발가락 위쪽에서 앞으로 나가도록 하고 등은 편 상태를 유지하라. 여기서 몸을 숙여 발가락을 잡아보라. 그러면 햄스트링이 늘어나는 정도와 좌골결절이 적절히 넓어지는지 확인할 수 있다.

이 동작에서는 심층에서 세 가지 주된 전략이 상호작용한다. 견인, 조직 스트레칭, 그리고 고객 움직임이 바로 그것이다. 견인traction은 고객 입장에서 수동적으로 일어날 수도 있고 능동적으로 일어날 수도 있다. 능동적 견인을 하면 동작 한계점까지 스트레칭이 일어난다. 예를 들어 뒤꿈치를 스트레칭하면 아킬레스건, 무릎 뒤쪽, 햄스트링 그리고 위쪽의 좌골결절까지 자극이 간다. 뒤꿈치를 스트레칭 하면서 고관절을 회전시키거나 다리를 드는 동작을 첨가시킬 수도 있다. 움직임을 섬세하게 조절하면 조직을 최대한으로 스트레칭 할 수 있다.

아이다 롤프가 연부조직을 다루는 기법에 제시한 원칙이 있다. "완료된 것은 완료하라"는 원칙이 바로 그것이다. "처음 성공을 하지 못했다면, 그 지옥에서 빠져나와라"라는 말도 했다. 이 말은 한 부위의 조직이 더 이상 늘어나지 않으면 그 조직이 아직 늘어날 준비가 되지 않았다는 신호이니 다른 부위를 먼저 하는 게 낫다는 의미가 담겨있다.

바디워커의 핵심 기술은 바로 다음에 어디를 해야 할지 알아채는 것이다. 물론 이 기술은 경험의 산물이다. 세션은 천장관절, 요추, 하부 늑골과 같은 다른 부위에서도 필요할 수 있다. 또 관절의 다른 면에도 세션이 필요할 수 있다. 순서에 상관없이 서로 상호 균형을 이루는 구조를 다룰 수도 있다. 골반 문제의 경우 척추가 바로 상호균형을 이루는 요소이며 이때 요근은 교량 역할을 한다. 다리의 각도가 아래쪽에서 골반에 영향을 주는 요인이라면, 척추는 위쪽에서 골반에 영향을 주는 요인이다. 따라서 요추, 후면 경첩부, 심지어 후두부에서 생긴 문제도 좌골신경통에 영향을 주는 고정패턴으로 작용할 수 있다(후면 경첩부는 등 중간에 위치해 있다. 이 부위는 이미 앞에서 설명을 했지만, 어깨의 움직임과 몸의 지지력이 서로 얽혀 있는 곳이다). 서혜부, 특히 서혜 인대가 있는 부위는 좌골신경통이 앞쪽으로 뻗어나가는 영역에 해당된다.

척추측만증 또는 척추 마디 결손 등과 같은 실제 물리적인 구조에 문제가 있는 사람은 지속적으로 바디워크 세션을 받을 필요가 있다. 이는 일주일에 한 번 또는 한 달에 한 번씩 정기적으로 세션을 해야 한다는 말이 아니다. 매년 일정한 기간을 두고 세션을 받으며 지속적으로 관리를 받아야 한다는 뜻이다. 물론 자신의 몸에 필요한 세션을 가장 잘 판단할 수 있는 이는 고객이다. 바디워크 세션이 모두 끝난 후에 트라우마를 받거나 반복 손상으로 스트레스가 몸에 가해지면 예전의 고정패턴이 다시 나타나곤 한다. 그렇다고 해서 이전의 바디워크가 전혀 효과가 없었던 것은 아니다. 일반적으로 고정패턴이 재발한 고객이 다시 센터를 찾으면 훨씬 더 쉽게, 덜 불편한 상태에서 세션을 받을 수 있다. 또 그 진행 과정도 훨씬 빨라진다.

4) 접촉하는 법_사례: 수근관 증후군

여기서는 앞에서 계속 이야기 했던 접촉 기법의 핵심을 정리해서 설명하도록 하겠다.

(A) **바디워크 세션을 하기에 앞서 문제의 원인이 무엇인지 파악하라.** 사고, 같은 부위의 반복적 손상, 스트레스를 받는 환경에서 계속 한 부위를 사용하는 것 등 다양한 원인에 의해 문제가 발생한다. 수근관 증후군Carpal tunnel syndrome이 바로 스트레스 환경에서 반복 사용으로 인해 문제가 생기는 대표적인 예이다. 이 증상은 컴퓨터를 오래 사용하는 사람에게서 자주 보인다. 작거나 너무 낮은 위치에 있는 컴퓨터 스크린을 뚫어지게 바라보며 눈을 혹사시키고, 머리를 앞으로 내민 자세로 자판을 두들기다보면 견갑골은 올라가고, 쇄골과 견봉도 상승하면서 어깨에 불균형이 발생하게 되며 팔은 그 지지기반을 잃는다. 스크린이 매우 낮은 곳에 위치해 있지도 않고 키보드 위치가 적절하다해도 오랜 시간 눈이 긴장된 상태에서 머리를 앞으로 내밀고 있으면 수근관 증후군이 발생할 수 있다. 여기서는 긴장과 과사용이 바로 문제의 원인이라고 할 수 있다. 이러한 분석을 통해 수근관 증후군 해결에 도움이 되려면 어깨, 목, 그리고 후두하부를 풀어주어야 한다는 사실을 알 수 있다.

(B) **급성 근경련이 생기면 조심하라는 신호이다.** 바디워크 세션은 보통 문제가 되는 영역의 표층이나 주변에서부터 시작된다. 이때 근경련이 있는 조직을 직접적으로 접근하기보다는 해당 부위를 안정화시키는 게 우선이다. 급성 수근관 증후군의 경우 전완의 골간막 긴장을 감소시키고, 팔꿈치 근처에서 요골과 척골 사이의 회전을 자유롭게 해주면 도움이 된다. 수근관 증후군이 생기면 거의 대부분 팔꿈치 관절 뒤쪽의 조직이 뻣뻣해져 척골 움직임이 고정된다. 따라서 이 부위의 조직 탄성을 회복시키면 손목의 급성 통증을 완화시킬 수 있다.

(C) **'저항 운동'은 빼먹지 않고 활용하는 기법이다.** 저항 운동은 고객이 동작을 하는 동안 저항을 주어 조직 공간을 넓힐 수 있는 기법이다. 수근관 증후군의 경우 수근부에 있는 작은 뼈들 사이 공간을 넓혀주면 큰 도움이 된다. 특히 수근관 증후군에서는 엄지손가락을 손바닥쪽으로 당기게 만드는 무지 대립근 opponens pollicis이 뻣뻣한 사람이 많다. 따라서 엄지손

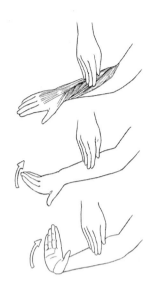

그림 23-4
전완 근육을 쐐기처럼 고정시키고 손의 움직임을 첨가하기.

가락 기저부에 쐐기를 박듯 저항을 주면서 동시에 엄지손가락을 내전시키게 하면서 저항 운동을 반복하면 이 부위를 이완시키는데 도움이 된다. 엄지손가락 반대쪽의 소지구hypothenar 부위에서도 같은 요령으로 뼈 사이 공간을 확장시켜주면 전체적으로 손목의 공간이 더 많이 확보된다. 소지구 부위의 움직임은 미세하기 때문에 손목 부위를 잡아 안정화시킨 다음 저항 운동을 적용하면 도움이 된다.

(D) 조직의 느낌을 포착하는 것은 바디워커가 끊임없이 배워나가야 할 과제이다. 궁극적인 목적은 조직에 탄성을 확보하여 막의 움직임을 좋게 하는 것이다. 약간의 팁을 주자면 다음과 같다. 첫째, 조직을 들어올리듯 세션을 하라. 압박하지 말라. 조직을 뼈 방향으로 압박하기보다는 특정한 방향으로 흐르게 해야 한다는 점을 명심하라. 둘째, 해부학 지식을 높여라. 섬유 방향을 제대로 알면 세션을 하며 영향을 주는 방향과 조직의 깊이를 이해할 수 있다. 셋째, 조직을 피로하게 만들지 말라. 세션을 통해 조직이 늘어났다면 해당 조직에 휴식을 제공해 통합될 수 있는 시간을 주어라. 넷째, 긴장이 쌓인 표층 조직은 일반적으

로 섬유가 다양한 방향으로 뻗어나가 있다는 사실을 알고 있어라.

(E) 섬유 방향과 직각으로 하는 세션을 포함시킬 수 있다. 이 방식은 자주 활용되지는 않지만 뻣뻣한 조직을 이완시키는데 도움이 된다. 손목 지지대retinaculum는 매우 얇은 조직이며 손목 주위를 감싸고 있다. 수근관 증후군을 지닌 사람의 손목 지지대를 이완시킬 때는 섬유 방향과 직각으로 접촉 요법을 시행하는 게 도움이 된다. 팔꿈치 뒤쪽 또는 어깨 관절 바로 아래 부위(승모근과 삼각근이 만나는 곳)는 조직이 뻣뻣하지만 근경련을 자주 일으키는 부위는 아니다. 견갑골극 바로 위쪽과 아래쪽도 마찬가지다. 이 부위에 섬유 진행 방향을 가로질러 세션을 하면 효과가 좋다. 특정한 조직 하부에서 그 구조를 지탱해주는 조직은 이러한 방식의 세션이 도움이 된다.

(F) 바디워크 영역에서 가장 미묘한 기법은 고객에게 적절한 움직임을 취하게 하고 또 그 움직임을 인지하게 만드는 것이다. 대부분의 운동학 책에서는 관절가동범위에 대해 기술하고 있는데 이는 우리가 추구하는 바가 아니다. 우리는 '기준' 자세에서 보이는 처음 모습을 활용해 움직임을 정의내리는 것을 좋아한다. 예를 들어 등을 대고 누운 자세에서 팔꿈치의 기준 자세는 팔꿈치가 몸 바깥쪽을 향하는 것이다. 이는 운동학 책에서 볼 수 있는 '해부학적 자세'와는 다르다. 우리가 말하는 팔꿈치의 정상적인 움직임은 팔꿈치가 몸에서 미끄러지듯 멀어지는 것이며, 몸쪽으로 되돌아 올 때도 팔꿈치에 비틀림이 생기거나 어깨가 올라가는 현상이 없어야 한다(아이다 롤프가 쓴 다음 글에 이러한 내용이 잘 나와 있으니 참조하라. *Confinia Psychiatrica*, Vol. 16, pp. 77~78, 1973. 롤프 연구소 주소는 다음과 같다. Rolf Institute, Box 1868, Boulder, Colorado 80306).

누운 자세에서 견갑골의 기준 자세는 늑골에 납작하게 붙은 상태에서 약간 아래쪽으로 내려가 있는 모습이다. 정상적인 움직임에서는 팔이 올라갈 때 견갑골이 위로 따라 올라가지 않는다. 사실 팔을 올리면 견

갑골은 그 무게 균형을 맞추기 위해 약간 아래쪽으로 내려가게 된다. 등을 대고 누운 상태에서 손목은 손바닥이 바닥을 향할 수 있게 안쪽으로 돌아가고 팔꿈치는 몸 바깥쪽을 향하는 게 기준 자세이다. 이때 손을 들어 올리면 손가락이 먼저 들리고 다음으로 손바닥이 들려야 한다. 즉 손가락과 손바닥이 신장되어야 다음 동작이 제대로 이루어진다. 손목을 굴곡시키면 이와 반대되는 움직임이 일어난다. 즉 손목, 손바닥, 손가락 순으로 굴러가는듯한 움직임이 일어나야 한다 그림 23-4 .

(G) 수기요법을 통해 확보하기 어려운 구조 변화를 이루기 위해서는 움직임 기법을 활용하라. 하지만 이때의 움직임은 매우 섬세하고, 통제된 움직임이어야 한다. 이에 대해서는 앞에서 손의 움직임을 설명하면서 충분히 밝혔다. 세션 초기에 이완시키려는 부위에 지나치게 강한 압박이 가해져 있어 정교한 움직임 기법을 적용하기는 힘들다면 먼저 그 구조 문제를 이완시키고 다음으로 넘어가야 한다. 물론 예외적인 상황은 얼마든지 있다. 수기요법으로 보완을 하며 교정 움직임을 적용하는 형태의 접근법을 세션 초기에 쓰는 것도 얼마든지 가능하다.

5) 유지하는 법

바디워크에서 타이밍은 중요한 요소 중 하나이다. 지금까지 우리는 아직 열릴 준비가 되지 않은 구조에 바로 접근해 들어가기보다는 준비를 갖추고 진행해야 한다는 이야기를 계속 해왔다. 즉 언제 어떤 식으로 접근할지 그 타이밍을 아는 것이 중요하다. 타이밍의 또 다른 측면은 세션들 사이 그리고 세션 그룹 사이에서 일어나는 통합에 있다. 무언가를 배울 때에도 배움이 통합되기 위해서는 일정한 잠복기가 필요하다. 마찬가지로 바디워크 세션이 진행될 때에도 구조가 통합되기 위한 시간이 필요하다.

고객을 교육하는 것도 바디워크에서 중요한 요소이다. 이러한 교육은 세션을 해나가는 중에 지속적으로 이루어지는 게 이상적이다. 고객 교육의 일차적인 목적은 몸에서 일어나는 변화를 감지하는 능력을 높이는 데 있다. 바디워크 세션을 받게 되면 서 있는 자세, 어깨의 높이, 그리고 팔의 위치 등에서 변화가 일어난다. 새로운 변화가 일어날 때마다 이를 감지할 수 있도록 해주는 것이 바디워커의 주된 업무이다. 세션 전후 감각 변화를 비교해보면 뇌의 변화도 가속화 된다. 또 가장 최근의 변화가 가장 생생하게 인지된다.

고객이 지나치게 많은 정보에 노출되는 것도 바람직한 일은 아니다. 자신의 몸에서 전해지는 감각을 너무 민감하게 느끼는 것은 세션에 혼란을 일으키는 요소이다. 바디워크를 하는 중에 늘 마음에 새겨야 할 것은 몸과 마음이 모두 유동적인 액체 상태에 있다는 점이다. 이 둘 중 어느 하나에 변화가 생기면 다른 하나에도 영향이 갈 수 있다는 점을 기억하라.

바디워커를 오랫동안 괴롭히는 고객의 질문 중 하나가 바로, "내가 바르게 하고 있나요?"라는 질문이다. 바르게 걷고 있나요? 바르게 호흡하고 있나요? 바르게 잠을 자고 있나요? 이러한 질문들은 '바르다'라는 불명확한 개념에서부터 비롯된다. 고객이 생각하는 '바르다'와 바디워크 전문가가 생각하는 '바르다'는 간극이 매우 크다. 따라서 이러한 딜레마에서 빠져나오는 최상의 방법은 고객의 감각 인지 능력을 높이는 것이다. 몸에 대한 느낌이야말로 최상의 가이드라인이다. 이 과정에서 이상적인 '바름'에 점점 접근해 갈 수 있다. 예를 들어 비둘기 발pigeon-toed feet을 가진 고객의 발을 교정한다고 하자. 이때 교정을 통해 발이 무릎 앞에서 바른 위치를 취하게 된다면 골반에서는 이러한 변화를 수용할만한 공간이 확보되어야 한다. 그렇지 않으면 해당 구조에 충격이 가며 그러한 느낌을 받게 된 고객은 혼란에 빠지게 된다. 변화가 일어나면 변화가 통합될 수 있는 시간이 필요하며 또 고객의 감각이 그 변화에 적응할 수 있도록 해주어야 한다는 뜻이다.

우리는 앞에서 보상 패턴이 발생하는 부위도 세션이 필요하다는 점에 대해 암시적으로 이야기한 적이 있다. 보상이 일어날 가능성이 있는 부위에 대해 정확히 파악하는 것은 경험이 받쳐주어야 한다. 아래 제시한 부위는 우리가 보기에 보상 가능성이 높은 부위이다.

증상	보상 부위
• 수근관 증후군	목과 어깨
• 발목 염좌	12번 늑골
• 좌골신경통	요추, 후면 경첩부, 환추-후두 관절, 단족, 서혜부, 요근
• 무릎 통증	골반; 때때로 발목
• 견관절 점액낭염	늑골, 횡격막, 소지
• 테니스 엘보우	손목

아이다 롤프는 자주 이런 말을 했다. "당신이 생각하고 있는 곳, 그곳은 잘못된 곳이다." 이 말은 보상 패턴의 복잡성을 암시하고 있다.

지금까지 우리는 롤핑이라는 기법을 바탕으로 결합조직 개념을 사용해 왔으며 이 방식은 우리가 하는 접촉 기법에 새로운 안목을 제공했다. 당신이 바디워크 분야의 어떤 기법을 다루는 전문가든 상관없이 결합조직 관점에서 몸을 바라보는 관점이 당신에게 도움이 되길 기원한다. 우리가 그랬던 것처럼 이 책에서 제시한 논리를 통해 결합조직에 대한 당신의 인식의 지평이 확장되길 바란다.

부록

찾아보기 · 용어정리

찾아보기
INDEX

용어정리
Words & Phrases

A

- A.S.I.S   전상장골극
- Acromion   견봉, 부리돌기
- Adductor longus   장내전근, 긴모음근
- Adductor magnus   대내전근, 큰모음근
- Amnion   양막
- Anterior longitudinal ligament   전종인대, 앞세로인대
- Arch   궁, 활
- Articular cartilage   관절연골
- Articular facet   관절면

B

- Biceps   상완이두근, 위팔두갈래근
- Biceps femoris   대퇴이두근, 넙다리두갈래근
- Brachialis   상완근, 위팔근

C

- Calcaneous   발꿈치뼈, 종골
- Cartilage   연골
- Cervical   경추, 목뼈
- Chest   흉부, 가슴
- Chin   턱
- Clavicle   쇄골, 빗장뼈
- Cleft   틈, 간극
- Coccygeal   미골, 꼬리뼈
- Collar bone   쇄골, 빗장뼈
- Connective tissue   결합조직
- Coracobrachialis   오구완근, 부리위팔근
- Coracobrachialis m. ,   오훼완근, 부리위팔근
- Coracoclavicular ligament   오훼쇄골인대, 부리빗장인대(부리쇄골인대)
- Coracoid process   오구돌기(오훼돌기), 부리돌기
- Coracoid process   오구돌기(오훼돌기), 부리돌기
- Costal   늑, 갈비
- Costal facet   늑골와, 갈비오목

D

- Deltoid   삼각근, 어깨세모근
- Diaphragm   횡격막, 가로막
- Dorsal   후면, 등쪽

E

- Ectoderm   외배엽
- Embryonic disc   배아 원반
- Endoderm   내배엽
- Endomysium   근내막, 근육속막
- Epimysium   근외막, 근육바깥막
- Erector spinae   척추기립근, 척추세움근
- Ethmoid   사골, 벌집뼈
- External oblique abdominal   배바깥빗근, 외복사근
- Eye   안구, 눈

F

- Fascia   막(근막)
- Femur   대퇴골, 넙다리뼈
- Flexor   굴근, 굽힘근
- Frontal   전두골, 앞머리뼈

G

- Gastrocnemius   비복근, 장딴지근
- Gluteus maximus   대둔근, 큰볼기근
- Gluteus medius   중둔근, 중간볼기근
- Gluteus minimus   소둔근, 작은볼기근
- Gracilis   박근, 두덩정강근

H

- Hyoid   설골, 목뿔뼈

I

- Iliotibial band(tract),   장경인대, 엉덩정강근막띠
- Infraspinatus   극하근, 가시아래근
- Inguinal   서혜, 샅고랑
- Inguinal canal   서혜관, 샅굴
- Intercostalis   늑간근, 갈비사이근
- Interspinous ligament   극간인대, 가시사이인대
- Intervertebral disc   추간판, 척추원반

J

- Joint capsule   관절낭, 관절주머니
- Joint cavity   관절강, 관절안

L

- Latissimus dorsi   광배근, 넓은등근
- Levator scapulae   견갑거근, 어깨올림근
- Ligamentum nuchae   항인대, 목덜미인대
- Longus capitis   두장근, 긴머리근
- Longus colli   경장근, 긴목근

M
- Mediastinum — 종격, 가슴세로칸
- Mesenchyme — 중간엽, 간엽
- Mesoderm — 중배엽
- Myofascia — 근막

N
- Nasal — 비골, 코뼈
- Neural crest — 신경능
- Neural tube — 신경관
- Notochord — 척삭

O
- Obturator internus — 내폐쇄근, 속폐쇄근
- Occipital — 후두, 뒤통수

P
- Pectineus — 치골근, 두덩근
- Pectoralis major — 대흉근, 큰가슴근
- Pectoralis minor — 소흉근, 작은가슴근
- Perichondrium — 연골막
- Perimysium — 근주막, 근육다발막
- Periosteum — 골막, 뼈막
- Piriformis — 이상근, 궁둥구멍근
- Posterior longitudinal ligament — 후종인대, 뒤세로인대
- Primitive streak — 원시선, 원시 줄무늬
- Primitive yolk sac — 원시 난황낭
- Primordium — 원기
- Psoas — 요근, 허리근
- Pubic — 치골, 두덩
- Pubic ramus — 치골가지, 두덩뼈가지

R
- Rectus abdominis — 복직근, 배곧은근
- Rectus capitis — 두직근, 머리곧은근
- Rectus capitis posterior — 후두직근, 뒤머리곧은근
- Rectus femoris — 대퇴직근, 넙다리곧은근
- Rhomboid — 능형근, 마름근

S
- Sacroiliac joint — 천장관절, 엉치엉덩관절
- Sartorius — 봉공근, 넙다리빗근
- Scalene — 사각근, 목갈비근
- Scalenus anterior — 전사각근, 앞목갈비근

- Scalenus medius — 중사각근, 가운데목갈비근
- Scalenus posterior — 후사각근, 뒤목갈비근
- Scapula — 견갑골, 어깨뼈
- Semimembranous — 반막양근(반막모양근), 반막근
- Semispinalis capitis — 두반극근, 머리반가시근
- Semispinalis cervicis — 경반극근, 목반가시근
- Semitendinous — 반건양근, 반힘줄근
- Septum — 중격(근간중격), 사이막
- Serratus anterior — 전거근, 앞톱니근
- Soleus — 비근, 가자미근
- Sphenoid — 접형골, 나비뼈
- Sphincter — 괄약근, 조임근
- Spinous process — 극돌기
- Sternocleidomastoid — 흉쇄유돌근, 목빗근
- Subclavius — 쇄골하근, 빗장밑근
- Subscapularis — 견갑하근, 어깨밑근
- Superior costal articular facet — 상부 늑추관절, 상부 갈비뼈관절
- Supraspinatus — 극상근, 가시위근

T
- Talus — 거골, 목말뼈
- Temporalis — 측두근, 관자근
- Tensor fasciae latae — 대퇴근막장근, 넙다리근막긴장근
- Teres major — 대원근, 큰원근
- Teres minor — 소원근, 작은원근
- Tibia — 경골, 정강뼈
- Tibialis anterior — 전경근(전경골근), 앞정강근
- Tibialis posterior — 후경근(후경골근), 뒤정강근
- Transverse process — 횡돌기, 가로돌기기
- Trapezius — 승모근, 등세모근
- Triceps brachii — 상완삼두근, 위팔세갈래근

U
- Umbilicus — 탯줄, 배꼽
- Urogenital diaphragm — 비뇨생식횡격막(비뇨생식격막), 비뇨생식가로막

V
- Ventral — 복측, 배쪽
- Vertebral — 척추

W
- Winged scapula — 익상견갑, 날개견갑

역자 후기
Epilogue1

예전에 요가를 한창 재미있게 하던 시절이 있었다. 당시 요가선생님들의 최대 관심사는 '근막'이었다. 정확히는 '근막경선론'에 대한 내용이었는데, 하는 말마다 근막이 어쩌고 저쩌고 하는 통에 가뜩이나 호기심이 많은 나는 스포츠 의학을 전공한 친한 동생에게 물었다. "저기서 말하는 근막이 도대체 뭐냐?" 날아오는 대답은 참으로 어처구니가 없었다. "근막은 그냥 근막일 뿐입니다."

근막은 그냥 근막일 뿐이라는데 사람들은 왜 저리 근막, 근막 해대는 것인지 해당 분야 지식이 부족했던 당시의 나는 마냥 답답하기만 했다. 이후 교정 분야에 발을 들인 후에도 근막의 실체에 대해서만큼은 마치 안개 낀 숲속을 걷는 느낌이었다. 명쾌한 것이 하나도 없었다. 갑갑한 마음에 많은 이들이 탐독하던 『근막경선론』만 몇 번씩 넘겨보며 장님 코끼리 다리 만지듯 더듬을 뿐이었다. 하지만 당시 내 눈엔 『근막경선론』에 나오는 내용조차도 그다지 대단해보이지 않았다. 사람들이 떠들어대는 만큼의 임팩트가 느껴지지 않았다는 뜻이다. "도대체 뭐가 대단하다는 말이냐?"

나는 이런 나의 지식적 한계를 해소해줄 사람을 찾아 다녔고 지금의 선생님을 만나면서 근막의 실체에 조금씩 접근해 갈 수 있게 되었다. 그러던 중에 근막 관련 서적이라면 한 번씩은 레퍼런스로 인용하던 『엔들리스 웹』을 알게 되었다. 많지 않은 분량에 서평도 좋고 해서 일단 부담 없이 읽어 내려갔는데 한 줄 한 줄 읽어갈 때마다 그야말로 다른 세상이 펼쳐지는 기분이었다. 이후 선생님께서 『엔들리스 웹』을 번역하신다고 하셨을 때 내색은 하지 않았지만 나는 어느 때보다 설레었고 부디 그 역사적인 작업에 함께 참여할 수 있기를 희망했다. 바디워크 자세교정 분야에 몸담고 있는 전문가이자 번역가로서 『엔들리스 웹』 번역은 정말 매력적인 일이 아닐 수 없었다.

행동이 느리고 뭐든지 걱정부터 하는 나에게 길을 제시해주시고 공동 번역의 기회를 주신 최광석 선생님께 먼저 감사드린다. 더불어 몇 년간 동고동락하며 함께 버텨 준 소마앤바디(cafe.naver.com/somaandbody) 김한얼과 바른자세 만들기(cafe.naver.com/dynamicbody)의 권정열, 고대 운동법에 미쳐 있는 하나님의 은혜 김주현, 내 말이라면 사소한 것까지 귀기울여주고 많은 것들을 함께 공유하며 나도 모르는 내 재능을 아름답다 표현해주는 종자기 같은 친구 황봉남, 나를 자신의 친형처럼 따르고 걱정해주는 치명적 매력의 소유자 최정민, 맛있는 음식과 진한 정으로 언제나 형제처럼 대해주는 가장 오래된 나의 친구 이승재에게 감사의 마음을 전한다. 끝으로 항상 뜻에 어긋나게 행동하는 아들이라도 밤 여섯시만 되면 애틋한 목소리로 전화 걸어주시는 어머님께 항상 죄송하고, 감사하고, 사랑하며, 늘 건강하시라는 말을 드리고 싶다.

2015년 9월 10일
KS바디워크 강남센터, 이정우

역자 후기
Epilogue2

『엔들리스 웹』은 앞서 번역/출간했던 『케틀벨스윙 다이어트』 이후 근 1년 3개월 만에 내는 책이다.

지난 일 년은 이것저것 많은 변화가 있었던 시간이었다. 덕분에 작년에 내기로 계약했던 『엔들리스 웹』 출간은 지지부진 계속해서 미뤄지다 이제야 그 마침표를 찍게 되었다. 오랜만에 찾아온 정신적 변화의 시기를 라오스, 태국, 미얀마, 베트남 그리고 중국 등을 돌아다니며 갈무리 하다 보니 많은 것들이 정리가 되었다.

환경의 변화는 마음의 변화를 낳고, 마음의 변화는 번역 스타일에도 변화를 가져왔다. 이 책에는 루이스 슐츠와 로즈마리 페이티스 두 저자의 합쳐서 45년 가량의 바디워크 내공이 녹아들어가 있어 한 줄 한 줄 번역이 만만치 않았다. 두 저자는 재미있게도 한국인들에게 가장 낯선 형태의 문체를 구사하고 있다. 난해한 내용과 문체를 돌파하기 위해서라도 번역 스타일을 적극적으로 변화시킬 필요가 있었다.

개인적으로 번역은 직역과 의역을 넘어 번역가의 이해의 산물이라고 여긴다. 따라서 번역 자체에도 역자의 이해 구조가 적극적으로 반영되어야 한다고 생각한다. 벌써 5권의 책을 번역해 출간했지만 이번만큼 번역가 보다는 바디워크와 소마틱스 분야 전문가로서 견해가 깊게 반영된 책은 없었던 것 같다. 그만큼 옮긴이의 이 분야 전문가로서 이해도가 번역 과정에 적극적으로 개입되어 있다.

『엔들리스 웹』은 아이다 롤프의 『롤핑』, 토마스 한나의 『소마틱스』와 함께 바디워크&소마틱스 분야 전문가라면 필독해야 할 내용들로 가득하다. 개인적으로 이 세 권의 책은 바디워크&소마틱스 분야의 초석을 이루는 고전 중의 고전이라고 생각한다. 개인적인 바람이라면 앞으로도 이 분야의 고전, 즉 출간 된지 오래되었지만 시간에 상관없이 깊은 통찰이 돋보이는 작품들을 꾸준히 번역해서 출간하고 싶다.

이 책은 1996년에 출간되었다. 약 20여 년 전에 출간된 책을 번역하며 여러 번 인식의 지평이 확장되는 경험을 할 수 있었다. 그만큼 시간의 흐름에 따라 쉽게 변하지 않는 깊은 인체 논리를 함장하고 있는 양서이다.

제자 정우와의 대화도 번역 과정에서 많은 도움이 되었다. 공동 작업의 시너지가 함께 한 번역이라는 것을 독자들도 책을 읽는 과정에서 알아채 주길 기원한다.

2015년 9월 11일
수원 眞星輝堂에서, 최광석

작가에 대해
About the Authors

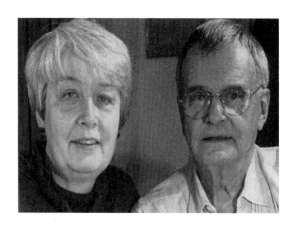

　루이스 슐츠R. Louis Schultz 박사는 1973년 롤퍼 교육을 받았으며, 1974년 롤프 연구소에 해부학 프로그램을 개설하고 또 구조 패터너(Structural Patterner, 나중에 Rolf Movement Teacher로 이름이 바뀐다)가 되었다. 그는 미국뿐만 아니라 독일, 이탈리아, 영국, 브라질, 그리고 오스트레일리아 등 여러 나라에서 롤핑 워크샵을 개최했다. 슐츠 박사는 1972년 콜로라도 의학&치의학 대학을 퇴임했는데, 퇴임 당시 인체생물학 분과 교수이자 학장을 맡고 있었다. 그는 과학 분야에서 40여 편이 넘는 아티클을 저술했다. 슐츠는 1955년 위스콘신 대학에서 생리학 박사 학위를 받았으면, 현재(1996년)는 뉴욕에서 롤핑 전문가로 활동하고 있다.

　로즈마리 페이티스Rosemary Feitis는 정골의학 전문가이며 버나드 칼리지와 버클리에 있는 캘리포니아 대학을 나왔다. 그녀는 아이다 롤프 박사가 『롤핑』 "Rolfing"을 저술하는데 도움을 주었으며, 1969년 롤퍼 교육을 받았다. 또 롤프 박사와 깊이 있는 작업을 몇 년간 함께 해왔다. 이런 그녀를 롤프 박사는 '아이와 같은 롤핑에 생명력을 부여한 사람'으로 평가하기도 했다. 그녀는 또 인간의 가능성을 일깨워주는 움직임 분야에 관심을 가지고 깊게 탐구하기도 했다. 1978년에는 롤핑에 대해 쉽게 접근할만한 책의 필요성을 느끼고 『롤핑과 물리적 실체』 "Rolfing and Physical Reality"라는 제목의 책을 출간했다. 이는 롤프 박사가 강연에서 한 말을 채록해 편집한 것이다. 로즈마리 페이티스와 루이스 슐츠는 롤핑의 창시자인 아이다 롤프의 이야기를 모은 『아이다 롤프를 기억하며』 "Remembering Ida Rolf"란 제목의 책을 출간하기도 했다. 페이트스 박사는 1990년에 정골의학 분야 학위를 받았으며 현재는 뉴욕에서 롤핑과 동종요법 전문가로 활동하고 있다.

　다이애나 살리스Diana Salles는 미시건 대학에서 의학 일러스트레이션 석사 학위를 받았다. 그녀는 현재 뉴욕에 있는 미국 자연사 박물관의 선임 아티스트로 활동하고 있다.

　로날드 톰슨Ronald Thompson은 25년 경력의 롤퍼이다. 그는 왕년에 수중 사진작가로도 주목할 만한 작품을 남겼다. 현재 그는 롤프 연구소에서 해부학과 롤핑 수업을 진행하고 있으며 플로리다주의 탬파에서 롤핑 전문가로 활동하고 있다.